中医临床精要

主编 罗彤

吉林科学技术出版社

图书在版编目（CIP）数据

中医临床精要 / 罗彤主编. -- 长春：吉林科学技术出版社，2023.10

ISBN 978-7-5744-0955-2

Ⅰ．①中… Ⅱ．①罗… Ⅲ．①中医学－临床医学 Ⅳ．①R24

中国国家版本馆 CIP 数据核字（2023）第 200696 号

中医临床精要

主　　编	罗　彤
出 版 人	宛　霞
责任编辑	梁丽玲
封面设计	济南致中和印刷有限公司
制　　版	济南致中和印刷有限公司
幅面尺寸	185mm×260mm
开　　本	16
字　　数	186 千字
印　　张	7.25
印　　数	1-1500 册
版　　次	2023年10月第1版
印　　次	2024年2月第1次印刷

出　　版	吉林科学技术出版社
发　　行	吉林科学技术出版社
地　　址	长春市福祉大路5788号
邮　　编	130118
发行部电话/传真	0431-81629529 81629530 81629531
	81629532 81629533 81629534
储运部电话	0431-86059116
编辑部电话	0431-81629518
印　　刷	三河市嵩川印刷有限公司

书　　号	ISBN 978-7-5744-0955-2
定　　价	104.00元

前　言

　　在中医学理论指导下，中医是研究基本理论、基本知识和基本技能的一门学科，是基础理论与临床各科之间的桥梁，也是临床各个学科的基础。本书在编写上坚持理论性和学术性，也顾及实用性和可读性，力求内容系统，术语准确，以便读者加深理解，获得感性认识，在总结前辈经验的基础上有自己的特色和创新。

目 录

第一章　内分泌代谢病的中医病因病理特点

第一节　常见病因

人体各脏腑组织之间，以及人体与外界环境之间，既是对立的又是统一的，双方处于不断运动变化之中，维持着相对的动态平衡。当这种动态平衡因某种原因遭到破坏时，人体就会产生疾病。破坏人体相对平衡状态而引起疾病的原因就是病因。导致疾病发生的原因是多种多样的，如六淫、七情及饮食、劳逸等，在一定条件下都能使人体发生疾病。内分泌代谢病病因十分复杂，不同的内分泌代谢病或同一种疾病的不同阶段，常呈现出不同的病因特征。概括起来，内分泌代谢病的常见病因有如下几个方面。

（一）禀赋

禀赋是指与生俱来所具有的体质。父母的素质遗传给后代，使其具有个体的特性。《灵枢·寿夭刚柔篇》说："人之生也，有刚有柔，有弱有强，有短有长，有阴有阳"。由于先天禀赋不同，可以形成个体差异而影响正气的强弱，对发病具有一定的意义，有时甚至有决定性的影响。胎中失养，先天不足，则肾阴肾阳虚衰。肾为先天之本，命门附于其中，内寄元阴元阳。一旦命门火衰，温煦失职，气化无权，则可见一系列阳虚证候。元阴不足，形体脏腑失其滋养，而出现一系列阴虚证候。肾阳不足，阴寒内盛，气血运行失畅，瘀血内停。肾阳虚衰，无以温煦脾阳。脾阳不运，纳食不佳。肾阴不足，水不涵木，肝阴不足。肝藏血，肝阴不足则血虚。故禀赋不足在临床上可出现一系列肾阴肾阳、气血津液亏虚之象。内分泌代谢病中的呆小症、侏儒症、肾上腺皮质功能减退症及甲状腺功能减退症等皆可因先天禀赋不足而引起。

（二）风寒

风为春季主气，但一年四季皆可发生。寒为冬季主气，但其他季节也可见到。风寒常合而为患，同时侵犯人体而致病。风寒致病常有外感和内生之分。一般而言，外感风寒多自皮毛肌表或口鼻而入。内生风寒多由脏腑功能失调所致。在内分泌代谢疾病中，外感风邪致病虽不具有普遍的意义，但在某些常见内分泌代谢病的初期或其病变过程中也不少见。如亚急性甲状腺炎初期，可见发热、恶寒、头痛、全身酸痛等风寒袭表，营卫不和之证。糖尿病患者，日久不愈，身体抵抗力低下，也常合并发热、恶寒、咳嗽、咳痰等风寒犯肺、肺卫失宣之证。

外感风寒，既可以相合致病，也可以单独侵犯人体而为病。风为百病之长，善行而数变，其发病具有游走不定、行无定处、变幻无常、发病迅速的特点。如代谢病的痛风，常表现为游走性关节疼痛。亚急性甲状腺炎，病变常先一叶肿大，于数日或数周后该叶肿大消失，而另一叶再肿大，有左右叶转换肿大游走的特点。糖尿病病变过程中也可见到起病快、消失快、出没无常的荨麻疹或皮疹。寒性凝滞，人体气血之所以运行不息，畅通无阻，全凭一身阳和之气，温煦其间。寒气入经，阳气不得振奋，经脉拘急，则疼痛。发生于某一关节的痛风，可为寒邪侵袭所致，表现为痛处固定，遇寒加重，得热则舒，屈伸不利。

内风主要是肝脏病变的一种表现，主要症状有头目眩晕、四肢麻木、震颤等。甲状腺功能亢进症中出现的手指震颤、双腿发抖、舌尖细颤、甚至全身颤动等，即属于肝风内动之证。糖尿病并发中风则是由于肝风夹杂痰火，横窜经络、蒙蔽清窍，致突然昏仆，半身不遂。内寒是阳气衰微、功能减退的一种表现。主要见症有畏寒喜暖，面色苍白，四肢不温，大便溏泻等。凡脏腑功能失调所发生的病理变化，其临床表现符合内寒特点者，则可将其看作为内寒证。在席汉氏综合征中，患者可见表情淡漠、反应迟钝、倦缩畏寒、面色苍白、毛发稀疏、皮肤浮肿、性欲减退、月经减少或闭经、身体倦乏无力、食欲减退。阿狄森患者可见倦怠乏力、消化不良、腹泻便秘、腰部酸痛、头发失泽、周身浮肿。甲状腺功能减退症则见皮肤干燥苍白、怕冷少汗等症。以上疾患皆属内寒之证。

（三）湿热

湿为长夏之气，以其正当夏秋之交，阳热下降，水气上蒸，潮湿充溢，为一年之中湿气最盛季节。热为阳盛所生，盛夏最旺。湿与热常相合为患，同时侵犯人体。湿热致病常有内外之分，属外感者，多是感受邪气或湿热直接侵犯至肌表。属内生者，多由脏腑功能失调所致。湿热相合致病在内分泌代谢疾病中虽不多见，但也时有发生。如急性化脓性甲状腺炎出现的甲状腺红肿热痛，甚至溃破流脓即为湿热所致。糖尿病患者并发的湿热痢，症见腹痛、里急后重、下痢赤白相兼、肛门灼热、小便短赤、舌苔黄腻，也是湿热之邪为患。

湿热为患，既可以相合为病，也可以单独致病。湿性重浊，重即沉重之意。湿邪致病多见肢节困重酸痛。痛风所见关节酸痛重着，固定不移，屈伸不利，肌肤麻木不仁，即为湿邪所致的"湿痹"。湿为阴邪，易阻碍气机，损伤阳气。湿邪重浊，其性类水，故为阴邪，脾主运化水湿，脾虚健运失职，不能行津液，于是聚而成湿，甚则积而为水。甲状腺功能亢进症之腹泻乃脾虚所致。肾主水，在体内调节水液平衡方面起着极为重要的作用。肾对体内水液的吸收、分布与排泄的调节，主要靠其气化作用。肾的气化作用正常，则开阖有度。开则代谢的水湿得以排出，阖则机体所需水液能在体内正常输布。在正常情况下，水湿通过胃的受纳、脾的传输、肺的输布、通过三焦，清者运行于脏腑，浊者化为尿与汗排出体外，使体内水液代谢维持着相对平衡。在这个代谢过程中，肾的气化作用是贯彻始终的。如果肾的气化失常，关门开合不利，就会发生水肿、小便不利等症，而开多合少则发生多尿，口渴多饮。腺垂体功能低下症、阿狄森综合征、甲状腺功能减退症所见面浮身肿、胫前按之凹陷不起、腰部冷痛困重、尿量减少、四肢厥冷、怯寒神疲、面色暗滞、舌质淡苔白乃肾阳虚衰所致。尿崩症则为肾蒸腾气化失司，开多阖少所致。

火为阳邪，其性炎上。因阳主躁动而向上，火热之性，燔灼焚焰，升腾上炎，故属阳。因其善于炎上，故其致病多在上部。亚急性甲状腺炎位居人体上部颈前两侧，症见甲状腺处肿痛，伴发热、恶寒、烦渴、脉洪数，此即火热之邪为患。情志活动，是神的表现之一，而神是精气的外在表现。肝主疏泄，对气机的调畅有重要作用。因此，人的精神情志活动与肝关系密切。长期的忿郁恼怒忧思郁虑，使肝气郁滞，郁久化火，肝火旺盛。甲状腺功能亢进症所见烦热汗出、面部烘热、口苦烦渴、舌红苔黄脉弦数皆肝火亢旺之象。

（四）情志

情志是人体对客观外界事物所致各种刺激的不同反映。中医学将其归纳为"喜、怒、忧、思、悲、恐、惊"7种不同的情志变化，属于精神致病因素。在一般情况下，情志变化并不致病。只有突然强烈或长期持久的情志刺激，才能影响人体的生存，使脏腑气血功能紊乱，导致疾病发生。七情致病是直接影响有关内脏而发病，又称"内伤七情"，是造成内伤病的主要致病因素。人的情志活动与五脏有着密切的关系，情志活动必须以五脏精气作为物质基础，而外界的各种精神刺激只有作用于有关的内脏，才能表现出情志的变化。

不同的情志变化对内脏有不同的影响，可引起不同的疾病。怒是指个人对外界刺激做出强烈心理反应的一种情绪表现。凡刚烈壮实、自尊心强之人尤易发生。怒为肝之志，肝性喜条达，主疏泄，怒之情绪变化可致气机失常，从而造成气机不畅或气机郁结的病理变化。临床可见胸胁闷胀、疼痛走窜、嗳气频作、头目眩晕、耳鸣、耳聋等症。怒在内分泌代谢病中常可诱发或加剧瘿病、不寐、耳鸣、耳聋、狂躁症、月经不调、眩晕等病。思可分为忧思和思虑。忧思多指所思对象难以如愿，日久可致气机郁结。思虑多指所思之事暂时难以解决，常需反复思考以找出良策。若此过度或日久，常可伤脾，亦可暗耗心血。思为脾之志，故忧思、思虑日久伤脾；脾胃气机郁滞，升降失常，纳运失健，则可见不思饮食、脘腹胀满、体倦便溏等。若思虑过久，暗耗心血则可并见头昏眼花、心悸、失眠、多梦等。思在内分泌代谢病中常可诱发或加重瘿病、心悸、不寐、脏躁症、月经不调、脱发、郁证等病。喜是个人遇愉悦之事所出现的一种情绪表现。喜为心之志，心所主的神志，即人的精神、思维活动。中医学理论认为，人的思维活动与五脏有关，而主要是属于心的生理功能。过度地悲哀，以致意气消沉，肺气耗伤，是谓悲则气消。过度恐怖，以致肾气不固，气陷于下，二便失禁，是谓恐则气下。突然受惊，以致心无所依，神无所附，慌乱失措，是谓惊则气乱。以上悲、恐、惊三种情志变化也可诱发或加剧内分泌代谢病。

（五）劳逸

劳逸包括劳倦和安逸。劳倦即劳作有过使人疲倦之意。适当的劳作，有益身心健康。只有在过劳逸的情况下，才能成为致病因素。劳作有过或勉力劳动，日久可耗伤气血。劳倦包括形劳、心劳、房劳。形劳是指形体劳作强度超过了机体能力所能承受的范围。劳力过度则耗气，可见气力衰少，四肢困倦，懒于言语，精神疲惫，动则气喘。劳心过度，常使阴血暗耗，心神失养，而出现心悸健忘，失眠多梦。性生活不节，房事过度，易耗伤肾精，引起腰膝酸软，眩晕耳鸣，精神萎靡，男子遗精滑泄、阳痿，女子月经不调。安逸是指个体过少劳动或活动，使机体各组织器官处于废退不用状态。过度的安逸，可使气血运行不畅，脾胃功能呆滞，机体抵抗力降低，可致食少乏力，肢体萎缩。在内分泌代谢病中，劳逸可诱发或加剧心悸、虚劳、内伤发热、不孕、阳痿、痿证、肥胖症等病。

（六）饮食

饮食是摄取营养维持机体生命活动的必要条件，适宜的饮食是维持正常组织器官功能活动的基本保证。而饮食失宜又是导致内分泌代谢病发生的重要因素。饮食失宜可分为饥饱失常、饮食不洁和饮食偏嗜。

饥饱失常包括过饥和过饱。过饥则饮食摄入不足，气血生化之源缺乏，气血得不到足够补充，久之则衰少而为病。同时，气血衰少则正气虚弱，抵抗力降低易于继发其他病证。过饱即饮食过量，超过了机体的消化能力，导致脾胃损伤，或是摄入的热能过多，超过机体需要，以致能量以脂肪形式储存于组织器官之间。饥饱失常可直接引起糖尿病、肥胖病、闭经、月经紊乱症、缺乳等病。

饮食不洁是指饮用或进食为寄生虫、疫毒及秽浊所污染的不洁之物。由于对饮用水和食品卫生的管理不严，加之防止病从口腔而入的意识不强，任意取食未经严格消毒的不洁之物，则可引起多种内分泌代谢病并发症及合并症的发生。如糖尿病合并腹泻等。

饮食偏嗜是指过分喜欢某些食物，以致部分营养物质缺乏。饮食要均衡并适当调节，才能起到全面营养人体的作用。若任其偏嗜，则易致部分营养物质摄入过少，导致机体阴阳偏胜偏衰，从而发生疾病。如摄碘不足可发生地方性甲状腺肿，摄入维生素 A、D 过少可发生夜盲症及佝偻病。饮食偏嗜不仅指某些成分摄入过少，还指常吃其他成分而致其摄入过多所致病变。如碘摄入过多可致高碘甲状腺肿。

此外，不恰当地服用某些中西药物，也可以引起不同类型的内分泌代谢病。如服用甲状腺片过多可引起药源性甲状腺功能亢进症，小孩服用性激素过多可致性早熟。

（七）痰饮

痰饮是脏腑功能失调的病理产物。因其停积体内可引起各种病证的发生，故为继发性致病因素。凡外感六淫、情志、内伤、饮食失宜、劳逸及感染病邪等致病因素，均可导致肺脾肾等脏的气化功能受障碍或三焦水道失于通调，影响了津液的正常输布与排泄，以致水液停聚而成痰饮。肺主肃降、通调水道，若肺失宣降，水津不能通调输布，便可停聚而成痰饮。脾主运化水液，若脾脏受病，或脾气本虚，运化不力，亦可使水湿不行，停聚而为痰饮。肾主蒸化水液，肾阳不足，蒸化无力，水不得气化，即停蓄为痰饮。三焦是水和气运的道路，若三焦失于通调，则水停气聚，气水互结，亦可发为痰饮。由于三焦是经历于五脏六腑的，故痰饮可停留于三焦的各个部位，内而脏腑，外而筋骨皮肉，无所不至，从而形成种种痰饮病变。

痰饮可分为有形与无形两类。有形的痰饮是指视之可见、触之可及、听之有声的痰饮。痰和饮的区别，是以"稠浊者为痰，清稀者为饮"划分的。所谓无形之痰，是指有痰饮的常见症状，如头目眩晕、恶心呕吐、气短、心悸、昏不识人等，但却看不到有排出来的或其他实质性的痰或饮，这类病证如按痰饮治疗，又可收到同样的良好效果。

由于痰饮所致病证很多，故有"百病皆由痰作祟"的说法。在内分泌代谢病中，由于痰饮所在部位不同，其临床表现也不一致。痰留清窍，可见眩晕。痰停于心，可见心悸。痰壅滞于颈前，可见瘿病。痰停腰部，可致虚劳、腰痛。痰停少腹可致不育不孕。饮溢肌肤，可致水肿，饮在胸胁，可见胸胁胀痛。总之，痰饮病证，随其病变部位及寒热虚实的不同，可有不同的临床表现。

（八）瘀血

瘀血是指血液运行不畅，或血液不循常道，或体内离经之血未能及时消散，都可形成瘀血。瘀血既成之后，作为病理产物反过来又成了致病因素而影响气血的运行，导致脏腑功能失调，引起许多疾病。

瘀血主要是由于外感六淫、情志内伤、饮食失宜等导致脏腑功能失调，造成气虚、气滞、血寒等，使血液运行不畅而凝滞。外伤及其他原因造成的内出血，不能及时消散或排出也可形成瘀血。气为血之帅，气行则血行，气滞则血瘀。诸如阳气虚损、鼓动无力，血的运行可因之而阻塞。寒邪入于经，则经脉拘急，血液凝滞不畅而瘀积。热入营血，血热互结，也可造成血瘀。各种出血，停留于体内某一局部，不能及时排出或消散，也是瘀血形成的常见原因。

瘀血病证有其共同的临床表现，常见刺痛、痛处固定不变、肿块、出血及肌肤甲错，脉细涩等。瘀血停着，经脉不通，不通则痛。瘀血部位固定，故痛处不移。瘀血在经脉蓄积，可聚积为肿块。瘀血阻于经脉，血流不通，溢于脉外，可引起出血。瘀阻既久，新血不生，肌肤经脉失于濡养，可见肌肤甲错，毛发不荣，脉细涩或结代。

瘀血所致病证，与痰饮相似，常随其所瘀阻的部位不同而产生不同的症状。瘀阻清窍，可致眩晕、耳鸣、耳聋。瘀阻颈前，可致瘿病。瘀阻腰部，可见虚劳、腰痛。瘀阻胞宫，可见小腹疼痛、月经不调、痛经、闭经。瘀血类似现代医学的肿瘤，可发生于所有内分泌腺体，从而引起各种内分泌代谢病变。

第二节　病理特点

病理又称病机，是指疾病发生、发展与变化的机制。内分泌代谢病的发生，除与邪正斗争、阴阳失调、气机失常等基本病机及脏腑、经络、气血等具体病机有关外，还有其自身点，主要有以下几个方面。

（一）禀赋不足，五脏亏虚

禀赋是指个体与生俱来的体质，禀赋不足，体质不强，五脏亏虚。由于父母体虚，遗传缺陷，胎中失养，孕育不足过早生产，导致新生儿禀赋薄弱，受之于父母的先天之精匮乏。精能化气，肾精所化之气，称为肾气。肾中精气的盛衰，关系到生殖和生长发育的能力。人从幼年开始，肾的精气逐渐充盛，就有齿更发长的变化。发育到青春时期，肾的精气充盛，而具有生殖能力。肾中精气的充盛是以先天禀受父母之精为基础的。来源于父母之精不足则肾中精气缺乏，导致生长发育迟缓，生殖能力降低。内分泌代谢病中的侏儒症、呆小症等病皆具有禀赋不足的特点。肾中精气包含着肾阴肾阳两个方面。肾阴是人体阴液的根本，对各脏腑组织起着濡润、滋养作用，肾阳是人体阳气的根本，对各脏腑组织起着温煦作用。肾阴虚临床可见五心烦热，男子遗精，女子不孕，精神疲惫，腰膝冷痛等症。内分泌代谢病中的甲状腺功能减退症、慢性肾上腺皮质功能减退症等常表现为皮肤苍白干冷、全身乏力、消瘦、食欲不振、精神萎靡、气虚懒言、大便溏泻、小便清长、周身浮肿、性欲减退、男子阳痿、女子不孕等肾阴肾阳皆虚、五脏亏损的症状。

（二）饮食失调，水土失宜

内分泌代谢病的发生往往与饮食失调及水土因素密切相关。饮食过饱，摄入食物过多，超过人体生理活动所需，成为脂肪储存于皮肤之下，可见肥胖。饮食不足，摄入某些必需营养物质过少，不能满足机体生理所需，可导致地方性甲状腺肿、夜盲症、软骨病等的发生。饮食的绝对摄入不足，还可发生闭经、缺乳、女子不孕。服用中西药物不当，也可引起内分泌代谢病的发生。心律失常患者服用胺碘酮时间过长，可造成甲状腺肿大。误用性激素的儿童可造成性早熟及发育异常。

不同的地区，其水土环境差异较大。地方性甲状腺肿的发生主要与当地水、土壤、食物中碘含量不足有关。人体每日所需的碘绝大部分来自食物，其次来自水和空气。自然水质和土壤中的含碘量，直接影响到粮食、蔬菜等食品的含碘量。动物性食品中的碘主要来自水和植物。所以，水和土壤中缺碘是机体碘摄入不足的主要原因。山区由于水、土壤受冲刷而含碘过低，易致甲状腺肿。沿海地区的水、土壤中含碘丰富，食用这种含碘丰富的海产品及水，使人体摄入的碘过多，从而影响了碘在人体的运送输布代谢而产生甲状腺肿大，这种甲状腺肿大称为高碘性甲状腺肿。此外，某些食物如圆白菜、油菜等，一些药物如对氨水杨酸、硫脲嘧啶类等，农药化肥对农作物的污染，也可阻碍碘的运送输布及代谢，从而导致甲状腺肿。最近一般时期，随着核工业的发展，核事故时有发生，放射性核元素的泄露又成为内分泌代谢病发生的一种原因。如前苏联切尔诺贝利核电站事故造成了数千甲状腺炎患者。血吸虫病曾在我国南方一些地区流行，其中少部分患者可引起血吸虫病性矮小症。

（三）热耗气阴，津液亏虚

内分泌代谢病的发生与六淫中的热关系密切，因此，热耗气阴，津液亏虚为其病理特点之一。热有内外之分，内分泌代谢病中之热为内伤发热为主，外感之热较少见到。内伤发热是指以气血阴津亏虚、脏腑功能失调为基本病机所导致的发热。临床上多表现为自觉发热或五心烦热，而体温并不升高。长期过食肥甘，醇酒厚味，导致脾胃运化失职，水湿内蕴，积久生热。长期的精神刺激，致肝气郁结，进而化火。素体阴虚，房室不节，劳欲过度，损耗阴精，导致阴虚火旺。以上内火上蒸肺胃、下灼肾精，致肺胃肾发生病变。三脏又相互影响，肺主治节，为水之上源。肺燥阴虚，津液失于输布，则胃失滋养、肾失滋源。胃热偏盛又可灼伤肺阴，耗损肾阴。肾阴不足，也可上炎肺胃，终至肺燥、胃热、肾虚同时存在，多饮、多食、多尿相互并见而发为消渴。消渴日久，阴损及阳，可见气阴两伤，阴阳俱虚，临床表现为口渴多饮、多食易饥、尿频量多、形体消瘦、倦怠乏力、腰膝酸软、畏寒肢冷等。内火灼液成痰，痰因其停留部位不同，又可发为不同的内分泌代谢病。内分泌代谢病中的糖尿病、甲状腺功能亢进症。尿崩症、肾上腺皮质功能减退症等病均俱有热耗气阴、津液亏虚的病理变化。

（四）累及多脏，虚实夹杂

内分泌代谢病的发生常常累及多个脏腑，病理性质往往是虚中夹实，实中有虚，虚实夹杂之证多见。

由于内分泌代谢病多由先天禀赋不足所致，先天不足则肾精衰少。肾阴肾阳又以肾中所藏精气为物质基础，所以肾的精气包含肾阴肾阳两个方面。肾阴是人体阴液的根本，对各脏腑组织起着濡润、滋养作用。肾阳是人体阳气的根本，对各脏腑组织起着温煦生化作用。肾中精气不充则肾阴肾阳亏虚，五脏六腑依赖肾阴肾阳滋润营养和温煦。肾阴肾阳亏虚则五脏六腑皆失其营养温煦而导致功能失常。因此，内分泌代谢病常可见多脏同时发病。如甲状腺功能亢进症除甲状腺肿大外，常可同时兼见心悸、烦热、性情急躁、眼球突出、手指颤抖、舌颤、腹泻、胸闷、纳差等多脏腑病变。

虚实即虚证和实证，实证主要指邪气亢盛，是以邪气盛为矛盾主要方面的一种病理反映。常见于内分泌代谢病的初中期。如亚急性甲状腺炎早期所见甲状腺肿痛、发热、烦渴、舌红苔黄、脉数等。虚证是指正气虚损不足，是以正气不足为主要矛盾的病理反应，常见于内分泌代谢病的晚期，如糖尿病晚期所见口渴多饮、形体消瘦、神疲乏力、腰酸肢冷、四肢不温、便溏腹胀、心悸气短等症。虚实夹杂是指虚与实同时存在的复杂情况，内分泌代谢病多表现为这一病理特点。由于内分泌代谢病起病缓慢，症状隐匿，且其发病往往累及多个脏腑。前者极易造成失治，后者则易导致误诊误治。因失治、误治，致使病邪尚未除去，而正气已经损伤。邪气存留为实，正气不足为虚，故属于虚实夹杂之证。虚实夹杂包括实中夹虚、虚中挟实及虚实并重 3 种类型。内分泌代谢病的早期多表现为以邪实为主兼见虚象的病理特点。如甲状腺功能亢进症早期，以痰气交结壅滞颈前致颈前肿大为主，同时兼见口渴等阴液不足的虚象。内分泌代谢病的晚期则主要表现为正气不足为主兼见邪气侵袭之虚夹实之证。如糖尿病晚期正气已虚，此时又并发疼痛，则为因虚致实的虚中夹实之证。虚实并重在内分泌代谢病中也可见到，如糖尿病并发中风，此时邪实正虚都很重要，宜攻补兼施。

第二章　内分泌代谢病的基本证候及其治法

内分泌代谢病的发生发展，是一个极其复杂的矛盾过程，涉及五脏六腑、功能失调、气血津液化生输布失常、水湿痰饮瘀血病理产物积聚等病理变化。由于内分泌代谢病在不同的阶段可出现不同的证候。内分泌代谢病证候不下数十种，为临床实用起见，仅将其在临床上常见的肝阳上亢、心肝阴虚、阴虚火旺等 20 个证候列出，从病机概要、临床表现、治疗法则、常用药等几个方面加以阐述。

第一节　燥热伤肺证治

（一）病机概要

外感燥热之邪，耗伤肺阴。长期忿怒忧思，致肝气郁结，郁而化火，内火灼肺或由瘵虫袭肺，久咳伤肺，气血亏损，以致肺阴不足。

（二）临床表现

干咳无痰或痰少黏稠，不易咳出。口咽干燥，或发热恶寒，头痛，全身不适。舌红苔黄，脉浮数。肺阴耗伤者症见干咳少痰，或胁肋胀痛，口苦，尿赤，苔黄腻，脉弦数。或口咽干燥、形体消瘦、午后潮热、五心烦热、夜间盗汗、声音嘶哑，甚则痰中带血，舌红少津，脉细数。

燥热伤肺证多见于亚急性甲状腺炎早期、甲状腺功能减退症合并咳嗽、糖尿病并发肺结核等病。

（三）治疗法则

清肺润燥，滋阴润肺。

（四）常用方药

1. 桑杏汤

桑叶 10g，杏仁 8g，沙参 15g，浙贝母 15g，豆豉 10g，山栀 10g，梨皮适量。津伤较甚者加麦冬、天花粉。热重者加石膏、知母。痰中带血者加白及、白茅根。本方适用于燥热伤肺，外有表证者。

2. 清燥救肺汤

桑叶 10g，石膏 30g，杏仁 8g，甘草 10g，麦冬 10g，人参 15g，阿胶 10g，炒胡麻仁 15g，炙枇杷叶 10g。咳吐浊黏痰加天花粉、川贝母；潮热者加银柴胡、胡黄连、火热较甚者，加知母、黄连；大便干燥者加大黄。本方适用于阴虚燥热内盛、干咳少痰者。

3. 泻白散加减

桑白皮 15g，地骨皮 15g，甘草 10g，青皮 10g，陈皮 10g，五味子 15g，人参 10g，白茯苓 10g，青黛 20g，栀子 10g。痰多者加枇杷叶；痰黏者加麦冬、川贝母；咽干痛者加桔梗；口苦者加黄连。本方适用于肝火犯肺、上气咳逆者。

4. 沙参麦冬汤

沙参15g，麦冬15g，玉竹10g，桑叶10g，甘草10g，天花粉15g，淡豆豉20g。气喘者加五味子、旋覆花；潮热加银柴胡、胡黄连；盗汗加乌梅、五味子；痰中带血加白及、白茅根。本方适用于阴虚久咳患者。

5. 百合固金场加味

百合20g，麦冬15g，玄参15g，熟地30g，鳖甲20g，知母15g，秦艽15g，百部15g；痰黏稠加川贝、枇杷叶；咯血量多，加三七、白及，盗汗甚者加乌梅、五味子。本方适用于内分泌代谢病并发肺痨者。

第二节　胃火炽盛证治

（一）病机概要

平素嗜食辛辣肥腻，化火生热。或情志不遂，气郁化火。或火热之邪直犯胃腑。

（二）临床表现

胃脘灼痛，吞酸嘈杂，口渴多饮，渴喜冷饮，消谷善饥。或食入即吐，口臭，牙龈肿痛，口舌生疮溃烂，或口苦，胁肋胀痛，大便秘结，小便短赤，目赤胀痛。舌红苔黄，脉滑数。

胃热炽盛证多见于糖尿病，甲状腺功能亢进症等病。

（三）治疗法则

清胃泻火。

（四）常用方药

1. 玉女煎

石膏30g，知母15g，生地15g，麦冬30g，牛膝15g。热甚加黄连、栀子；渴甚加花粉、玉竹；便秘加大黄。本方适用于消渴病胃热炽盛型。

2. 栀子清肝汤加减

柴胡12g，白芍30g，茯苓15g，甘草10g，当归15g，川芎10g，栀子15g，丹皮10g，牛蒡子10g，石膏30g，知母15g。瘿肿明显者加黄药子；肝火旺盛加龙胆草、夏枯草；手抖者加钩藤、天麻。本方适用于胃火炽盛，并肝火旺盛者。

3. 增液承气汤

大黄10g，芒硝15g，玄参30g，麦冬30g，生地30g。腹胀加枳实、厚朴；热甚加石膏、知母；呃逆加竹叶、沙参。本方适用于胃热炽盛，大便秘结不行者。

4. 竹叶石膏汤

人参15g，石膏30g，竹叶10g，麦冬30g，半夏10g，柿蒂10g。口苦加山栀子、黄连。便秘加大黄、沙参；纳差加焦三仙。本方适用于胃热炽盛伴呃逆患者。

第三节　心火亢盛证治

（一）病机概要

长期忧思郁怒，致肝气郁结，郁而化火。火热之邪内侵，或嗜食肥腻、醇酒之物，久而化热生火所致。

（二）临床表现

心胸烦热，口渴多饮，失眠多梦，心悸，面赤，小便短赤，大便干结，舌红，口舌生疮、溃烂，脉数有力。或见癫狂谵妄，吐衄，皮肤发斑、淤点，或见肌肤生疮，红肿热痛。

心火亢盛证多见于糖尿病并发疮疡、糖尿病并发心悸、甲状腺功能亢进症、甲状腺危象、糖尿病性危重急症等病。

（三）治疗法则

清心泻火。

（四）常用方药

1. 知柏地黄丸

知母 15g，黄柏 10g，熟地 30g，山萸肉 10g，山药 30g，茯苓 10g，丹皮 10g，泽泻 10g。心悸加炙甘草；火热较甚加黄连；有瘀血征象者加丹参、川芎。本方适用于心火亢盛而以阴虚火旺为主者。

2. 朱砂安神丸

朱砂 6g，当归 15g，生地 15g，黄连 10g。气虚者加人参、黄芪；夜卧不安较甚者加枣仁、远志；阴虚加生地、麦冬。本方适用于心火亢盛致心神不宁、烦躁心悸患者。

3. 黄连温胆汤

黄连 10g，半夏 10g，陈皮 10g，茯苓 10g，甘草 10g，枳实 10g，竹茹 10g，大枣 5 枚。热甚者加知母、黄柏；失眠较甚加枣仁、远志；气虚者加炙甘草、人参。本方适用于痰火扰心者。

4. 五味消毒饮

金银花 30g，野菊花 30g，蒲公英 30g，紫花地丁 30g，紫背天葵 30g。口渴较甚者加麦冬、沙参；脓液形成者加皂刺；气虚加黄芪、人参；热入营血者加丹皮、生地。本方适用于消渴并疮疡患者。

5. 礞石滚痰丸

青礞石 30g，沉香 6g，大黄 10g，黄芩 10g，朴硝 10g。热甚加黄连、黄柏；痰多加胆南星、贝母；口苦加龙胆草。本方适用于痰火扰心所致狂证。

第四节　肝郁痰阻证治

（一）病机概要

长期忧思郁怒，肝气郁结，津凝为痰，痰气互结停留于机体。

（二）临床表现

颈前正中肿大，质软，心胸烦闷，善喜叹息。或头胀痛，向心性肥胖，夜寐梦多。或小腹胀满隐痛，小便滴沥不畅。

肝郁痰阻证多见于单纯性甲状腺肿、皮质醇增多症、前列腺增生症等病。

（三）治法治则

理气舒郁，化痰散结。

（四）常用方药

1．四海舒郁丸加减

木香 8g，陈皮 10g，海藻 20g，昆布 20g，海带 20g，海螵蛸 20g，海蛤壳 20g，柴胡 12g。有热者加连翘、黄连；胸闷、胁痛加郁金、香附；咽痛加桔梗、射干；口苦加龙胆草。本方适用于单纯性甲状腺肿、甲状腺腺瘤等病。

2．逍遥散加减

柴胡 12g，白术 10g，白芍 15g，当归 15g，茯苓 15g，薄荷 6g，半夏 10g，陈皮 10g，三棱 15g，莪术 15g。小便不利者加木通、泽泻；腰膝酸软者，加牛膝、杜仲；大便秘结者加大黄、麦冬。本方适用于皮质醇增多症较轻者。

3．柴胡疏肝散加减

柴胡 12g，枳壳 10g，白芍 10g，香附 15g，川芎 10g，半夏 10g，陈皮 10g。肿块较硬者加三棱、莪术；舌有淤斑者加当归、川芎；胁肋胀痛加延胡索、木香。本方适用于慢性淋巴细胞性甲状腺炎、男子乳房发育症、女性更年期综合征等病。

4．桂枝茯苓丸加减

桂枝 10g，茯苓 10g，丹皮 10g，桃仁 15g，赤芍 15g，柴胡 12g，陈皮 10g，半夏 10g。腹痛加制香附、延胡索；腹部肿块较硬者加三棱、莪术；舌有淤点淤斑者加当归、川芎。本方适用于多囊卵巢综合征等病。

第五节　痰结血瘀证治

（一）病机概要

长期忧思郁虑，忿郁恼怒，使气机郁滞，津凝成痰。痰气交阻，血流不畅血脉淤滞。气、痰、瘀交结，停留于五脏六腑四肢百骸而成。

（二）临床表现

颈前两侧肿块，按之较硬或有结节，胸闷，纳差。或乳房肿块，按之较硬，刺痛或隐隐作痛。或头晕头痛，尿频量多，烦渴多饮。或向心性肥胖，满月脸，下腹部紫纹。舌质紫暗或有淤斑淤点、脉细涩。

痰结血瘀证多见于单纯性甲状腺肿、慢性淋巴细胞性甲状腺炎、甲状腺功能亢进症、乳腺增生症、尿崩症、肾上腺皮质功能亢进症等病。

（三）治则治法

理气活血，化痰散结。

（四）常用方药

1．海藻玉壶汤加减

海藻 20g，昆布 20g，海带 20g，青皮 10g，陈皮 10g，半夏 10g，贝母 10g，连翘 10g，甘草 10g，当归 10g，川芎 10g。结块较硬者加三棱、莪术；有热者加夏枯草、丹皮；便溏者加白术、茯苓。本方适用于单纯性甲状腺肿、慢性淋巴细胞性甲状腺炎、甲状腺功能亢进症等病。

2．通窍活血汤加减

桃仁 15g，红花 10g，川芎 10g，赤芍 10g，三棱 15g，莪术 15g，细辛 3g，白芷 8g。头痛甚者加全虫、蜈蚣；头晕者加天麻、菖蒲；气血不足者加黄芪、当归。本方适用于尿崩症、溢乳症等病。

3．身痛逐瘀汤加减

当归 15g，川芎 10g，桃仁 15g，红花 8g，五灵脂 8g，香附 15g，陈皮 10g，牛膝 15g。久病加三棱、莪术；肾虚者加杜仲、川断；水肿明显者加茯苓、泽泻。本方适用于皮质醇增多症、醛固酮增多症等病。

4．少腹逐瘀汤加减

当归 15g，川芎 10g，肉桂 10g，干姜 10g，延胡索 10g，赤芍 10g，蒲黄 10g，五灵脂 6g，香附 15g，陈皮 10g。寒盛加附子、川乌；痰多加白芥子、胆南星。本方适用于多囊卵巢综合征、前列腺肥大等病。

第六节　肝火上炎证治

（一）病机概要

多因情志不遂，肝郁化火，或热邪内犯所致。

（二）临床表现

头晕胀痛，烦热多汗，面红目赤，耳鸣耳聋，口苦口干，急躁易怒，胁肋灼痛，便秘尿黄，吐血衄血，眼球突出，手指震颤，舌红苔黄脉弦数。

肝火上炎证多见于甲状腺功能亢进症、亚急性甲状腺炎、男性不孕症、女性不孕症、月经紊乱症等病。

（三）治法治则

清肝泻火。

（四）常用方药

1．栀子清肝汤加减

栀子 15g，丹皮 10g，柴胡 12g，当归 15g，白芍 15g，茯苓 10g，川芎 10g，牛蒡子 10g，甘草 10g，海藻 20g，黄药子 5g。肝火盛加夏枯草、龙胆草；手抖者加石决明、钩藤；多食者加生石膏、知母；腹泻者加茯苓、人参。本方适用于甲状腺功能亢进症。

2. 杞菊地黄汤加减

枸杞 15g，菊花 15g，生地 15g，山药 30g，茯苓 10g，泽泻 10g，夏枯草 15g，钩藤 15g，柴胡 10g。头痛加白芷、川芎；便秘加大黄、麦冬；水肿加大腹皮、槟榔。本方适用于月经紊乱、男子不育症、女子不孕症、痛经等病。

3. 龙胆泻肝汤加减

龙胆草 10g，泽泻 10g，木通 8g，车前子 10g，当归 10g，柴胡 10g，生地 10g，栀子 10g，黄芩 10g。头胀痛加白芷、蔓荆子；便秘加大黄、麦冬；热甚加石膏、知母；渴者加麦冬、沙参。本方适用于肝火旺盛者。

第七节　肝阳上亢证治

（一）病机概要

多因肝肾阴虚，肝阳失潜，或忧思郁怒，气郁化火，阳气暴张，或五志化火，暗耗阴津，阴不制阳所致。

（二）临床表现

眩晕耳鸣，头胀头痛，急躁易怒；眼球突出，手指颤抖，面部烘热，心烦少寐；突然昏厥，肢体麻木痉挛，舌质红，苔薄黄，脉弦数。肝阳上亢证多见于甲状腺功能亢进症、肾上腺皮质功能亢进症、糖尿病并发脑血管意外等病。

（三）治法治则

平肝潜阳。

（四）常服方药

1. 柴胡龙骨牡蛎汤加减

柴胡 12g，龙骨 30g，牡蛎 30g，黄芩 10g，半夏 10g，钩藤 20g。肝火盛加龙胆草、夏枯草；手抖加石决明、白蒺藜；多食易饥加生石膏、知母；便溏加白术、山药、苡仁。本方适用于甲状腺功能亢进症患者。

2. 杞菊地黄汤

枸杞子 15g，菊花 15g，熟地 30g，山药 30g，泽泻 10g，丹皮 10g，山萸肉 15g，茯苓 10g。失眠者加枣仁、夜交藤；头晕加天麻、钩藤；水肿加大腹皮、车前草。本方适用于皮质醇增多症、经前紧张综合征、妇女更年期综合征等病。

3. 大补阴丸加减

生地 30g，知母 15g，枸杞 15g，龟板 15g，白芍 15g，菊花 15g，生牡蛎 30g，生龙骨 30g。失眠者加枣仁、夜交藤；腰膝酸软加杜仲、牛膝；便秘加火麻仁、柏子仁；咽干加桔梗、射干。本方适用于男子更年期综合征、月经紊乱、甲状腺功能亢进症、下丘脑综合征、神经性厌食症、糖尿病性脑血管病等病。

4．天麻钩藤饮

天麻 15g，钩藤 15g，石决明 30g，牛膝 15g，桑寄生 10g，杜仲 10g，山栀 10g，黄芩 10g，益母草 15g，茯神 10g，夜交藤 20g。肝肾阴虚加生地、枸杞；口苦加龙胆草、黄连；便赤加木通、车前草。本方适用于肝阳上亢，伴头痛眩晕者。

5．镇肝熄风汤

牛膝 15g，代赭石 30g，牡蛎 30g，玄参 15g，川楝子 10g，茵陈 10g，甘草 10g，龟板 15g。痰热较重者加胆南星、川贝母；心中烦热加栀子、黄芩；头痛较重加白芍、石决明；失眠加珍珠母、夜交藤。本方适用于糖尿病并发脑梗死、甲状腺功能亢进症、阳痿、闭经等病。

第八节　心脉痹阻证治

（一）病机概要

多因病久体衰、年老体虚，以致心气或心阳亏虚，无力温运血脉，血瘀痹阻，心脏脉络失和。或因痰凝、寒滞、气郁而诱发心脏脉络失畅。

（二）临床表现

心胸闷痛或刺痛，痛引肩背，时发时止，心悸怔忡。舌质暗红或见淤斑淤点，脉细涩或结代；甚者心胸暴痛，持续不解，大汗淋漓，神昏肢冷，面色苍白，唇紫，手足青至节，脉微欲绝。

心脉痹阻证多见于糖尿病性心脏病患者。

（三）治法治则

活血化瘀通络。

（四）常用方药

1．血府逐瘀汤

当归 15g，生地 15g，桃仁 15g，红花 8g，枳壳 8g，赤芍 10g，柴胡 10g，桔梗 8g，川芎 10g，牛膝 10g，甘草 10g。胸痛较甚者加降香、延胡索，气虚加人参、黄芪，病重可加虫类之品，如全虫、土鳖虫等。本方适用于糖尿病性心脏病发作期。

2．丹参饮加味

丹参 30g，檀香 5g，砂仁 8g，当归 10g，川芎 10g，红花 10g，赤芍 10g。伴胸痛加延胡索、降香，伴失眠加酸枣仁、远志，伴心悸加炙甘草、龙眼肉。本方适用于糖尿病性心脏病缓解期。

3．冠心苏合香丸

中成药，由苏合香油、檀香、朱砂、冰片、青木香、乳香组成，适用于糖尿病性心脏病痛时服用，每服 1～3 粒。

4．复方丹参注射液

每毫升含生药丹参、降香各 2g，肌内注射，每次 2mL，每日 1～2 次。也可用作静脉输注，每次 10～20mL，加入 5%～10% 葡萄糖溶液 250mL 中静脉滴注。适用于糖尿病性心脏病发作期或预防期预防性用药。

第九节　寒湿困脾证治

（一）病机概要

饮食不节，过食生冷，恣食酒醇肥腻，或涉水淋雨，居处湿地，以及内湿素盛等因素所致。

（二）临床表现

脘腹痞满，头重身困，食少便溏，口淡不渴，面色晦暗，或肌肤面目发黄，或肢体浮肿，小便短少。舌淡胖苔白腻，脉濡缓。

寒湿困脾症多见于糖尿病、甲状腺功能减退症、肾上腺皮质功能减退症等病。

（三）治法治则

温脾化湿。

（四）常用方药

1. 参苓白术散加减

人参 15g，茯苓 10g，白术 10g，桔梗 10g，山药 30g，甘草 10g，白扁豆 20g，莲子肉 10g，砂仁 8g，薏苡仁 20g，干姜 10g。腹中冷痛加附子、肉桂；腹泻加五倍子、诃子；厌食加神曲、麦芽、山楂。本方适用于寒湿困脾、脾胃虚弱者。

2. 附子理中汤加减

制附子 15g，人参 15g，白术 10g，炮姜 10g，炙甘草 10g，茯苓 10g，泽泻 10g。腹泻加五倍子、诃子；气虚加黄芪、党参；食欲不振加神曲、麦芽、山楂。本方适用于寒湿困脾、阴寒内盛者。

3. 实脾饮

制附子 15g，干姜 10g，白术 10g，甘草 10g，厚朴 10g，木香 8g，草果 10g，槟榔 10g，木瓜 20g，生姜 10g，茯苓 10g，大枣 5 枚。气虚加黄芪、党参；水肿者加猪苓、泽泻、大腹皮；腹胀加陈皮、青皮。本方适用于寒湿困脾、脾阳虚衰者。

4. 胃苓汤加减

苍术 10g，厚朴 10g，陈皮 10g，甘草 10g，生姜 10g，桂枝 8g，白术 10g，泽泻 10g，茯苓 10g，猪苓 10g。水肿加大腹皮、桑白皮；伴喘加麻黄、杏仁；伴气虚加黄芪、党参。本方适用于寒湿困脾之水肿患者。

第十节　心肝阴虚证治

（一）病机概要

热病伤阴，或五志化火伤阴，或失血过多阴津亏耗，或房劳过度，肾精不足，无以滋养心肝。

（二）临床表现

心悸健忘，心神不宁，失眠梦多，眩晕耳鸣，肢体麻木，震颤挛缩，两目干燥，视物不清，五心烦热，面部烘热，午后潮热，盗汗遗精，口舌干燥，舌质红，脉细数。

心肝阴虚证多见于甲状腺功能亢进症、慢性淋巴细胞性甲状腺炎、皮质醇增多症、糖尿病等病。

（三）治法治则

滋阴，养心，柔肝。

（四）常用方药

1. 天王补心丹

人参15g，玄参15g，丹参15g，茯苓10g，五味子10g，远志10g，桔梗10g，当归10g，天冬10g，麦冬10g，柏子仁10g，酸枣仁20g，生地10g，辰砂5g。两眼干涩加菊花、枸杞；手抖加钩藤、白芍；便溏加山药、白术。本方适用于甲状腺功能亢进症患者。

2. 黄连阿胶汤加减

黄连10g，阿胶20g，黄芩10g，白芍10g，酸枣仁20g，柏子仁10g，生牡蛎30g，生龙骨30g。口干津少加麦冬、沙参；气虚加黄芪、党参；头晕加天麻、钩藤。本方适用于甲状腺功能亢进症失眠较重者。

3. 二冬汤加减

天冬15g，麦冬15g，天花粉10g，黄芩10g，知母10g，人参15g，甘草10g，五味子15g。心悸改甘草为炙甘草；胸闷加瓜蒌、薤白；睡眠差加酸枣仁、夜交藤。本方适用于糖尿病性心脏病。

4. 滋水清肝饮加减

生地15g，山茱萸15g，茯苓10g，当归10g，山药30g，丹皮10g，泽泻10g，白芍10g，柴胡10g，山栀子10g，酸枣仁20g。失眠加珍珠母、磁石；遗精加龟板、杜仲、五倍子；月经不调加香附、益母草。本方适用于甲状腺功能亢进症、糖尿病、皮质醇增多症等病。

第十一节　心肾不交证治

（一）病机概要

多由久病伤阴，或房室不节，或五志化火，或外感杂病肾水不足，心火偏亢。

（二）临床表现

虚烦不寐，心悸不安，头晕目眩，耳鸣耳聋，腰酸梦遗，五心烦热，咽干口燥，五心烦热，潮热盗汗，夜间尿多，舌红少苔，脉细数。

心肾不交证多见于糖尿病性心脏病、甲状腺功能亢进症、皮质醇增多症等病。

（三）常用方药

1. 黄连阿胶汤加减

黄连10g，阿胶10g，黄芩10g，白芍10g，酸枣仁20g。口咽干燥者加沙参、麦冬、桔梗；眩晕加牡蛎、磁石；火盛加菊花；失眠较重者加夜交藤。本方适用于糖尿病性心脏病。

2. 真武汤加味

炮附子 15g，白术 10g，茯苓 10g，白芍 10g，生姜 10g，猪苓 10g，车前子 10g。气喘加麻黄、杏仁、白芥子；心悸加远志、酸枣仁；水肿较甚加大腹皮、泽泻。本方适用于糖尿病性肾病。

3. 苓桂术甘汤加味

茯苓 15g，桂枝 10g，甘草 10g，白术 10g，党参 30g，附子 10g，龙骨 30g，牡蛎 30g。恶心呕吐加半夏、陈皮；水肿甚加大腹皮、猪苓；心悸加远志、枣仁；睡眠差加夜交藤。本方适用于糖尿病性心脏病。

4. 知柏地黄汤

知母 10g，生地 15g，山药 30g，丹皮 10g，泽泻 10g，山萸肉 10g，茯苓 10g。失眠加远志、酸枣仁；心悸加炙甘草、五味子；咽干加麦冬、桔梗；腰酸加杜仲、牛膝。本方适用于甲状腺功能亢进症、糖尿病。

第十二节　心肾阳虚证治

（一）病机概要

多由年老体衰，禀赋不足，或久病不愈，暴病伤阳，或劳倦内伤所致。

（二）临床表现

心悸怔忡，动则尤甚。畏寒肢冷，胸闷胸痛。小便不利，面浮身肿，下肢为甚。气短喘促，动则加剧。唇甲暗淡青紫，舌苔淡白，舌质青紫，脉沉微弱或脉微欲绝。

心肾阳虚症多见于脑垂体机能低下，甲状腺功能减退症、糖尿病性肾病、肾上腺皮质机能减退症等病。

（三）治法治则

温补心肾，化气行水。

（四）常用方药

1. 真武汤加味

炮附子 15g，白术 10g，茯苓 10g，白芍 10g，生姜 10g，桂枝 10g，黄芪 30g。水肿较剧者加大腹皮、泽泻；心悸不宁加珍珠母、磁石、龙骨；气虚者加党参、黄芪。本方适用于糖尿病性肾病、甲状腺功能减退症、肾上腺皮质功能减退症。

2. 参附汤送服黑锡丹

蛤蚧粉、人参、制附片各 30g，金铃子、胡芦巴、木香、附子、肉豆蔻、破故纸、沉香、茴香、阳起石各 20g，肉桂 15g，黑锡、硫黄各 6g，以上药物研末。每次 3～9g，合蛤蚧粉 3g，参附汤 30mL 左右送服。本方适用于心肾阳虚欲脱的危象。

3. 桂枝甘草龙骨牡蛎汤加味

桂枝 15g，甘草 10g，龙骨 30g，牡蛎 30g，人参 15g，附子 15g。心悸加远志、炙甘草；气虚加党参、黄芪；肢冷去桂枝加肉桂、干姜。本方适用于糖尿病性心脏病、糖尿病性肾病。

4. 参附汤合右归饮加减

人参 15g，附子 15g，肉桂 10g，熟地 30g，山萸肉 10g，枸杞 15g，杜仲 15g。合并阴虚者加麦冬、五味子；心悸加炙甘草、远志；水肿加茯苓、泽泻。本方适用于糖尿病性心脏病。

第十三节　脾肾阳虚证治

（一）病机概要

多因饮食生冷，或过用寒凉药物，或久病失养，以致脾阳不振，不能充养肾阳。先天不足，久病不愈，或房劳伤肾，以致肾阳虚弱，不能温养脾阳。

（二）临床表现

面色㿠白，畏寒肢冷，腰酸腿软，下腹冷痛，阳痿早泄，头晕耳鸣，形寒尿频，久泻久痢，五更泄泻，下利清谷，面浮肢肿，甚则腹大如鼓。舌淡胖，苔白滑，脉沉细。

脾肾阳虚证多见于糖尿病肾病、甲状腺功能减退症、慢性肾上腺皮质功能减退症、脑垂体功能减退症等病。

（三）治法法则

健脾温肾。

（四）常用方药

1. 附子理中汤

炮附子 15g，人参 15g，白术 10g，炮姜 10g，炙甘草 10g。不思饮食者加神曲、麦芽、山楂；腹胀加陈皮、木香、枳壳；湿盛加茯苓、泽泻、车前草。本方适用于糖尿病、甲状腺功能减退症。

2. 四神丸加味

补骨脂 15g，吴茱萸 10g，肉豆蔻 10g，五味子 15g，附子 10g，炮姜 10g。气虚加人参、黄芪；久泻不止加诃子、五倍子；纳差加神曲、山楂、麦芽。本方适用于各种内分泌代谢病伴五更泻者。

3.《千金》温脾汤加减

附子 15g，人参 15g，甘草 10g，干姜 10g，茯苓 10g，泽泻 10g。阴虚加麦冬、沙参；气虚加黄芪、太子参；便秘加大黄；纳差加神曲、麦芽、山楂。本方适用于糖尿病、慢性肾上腺皮质功能减退症。

4. 右归丸加减

附子 15g，肉桂 10g，熟地 30g，山茱萸 10g，枸杞 10g，白术 10g，茯苓 10g。腰痛加杜仲、续断；腹痛加干姜、延胡索；纳差加神曲、麦芽、山楂。本方适用于甲状腺功能减退症、慢性肾上腺皮质功能减退症。

第十四节　肝肾阴虚证治

（一）病机概要

五志过极化火，火盛伤阴，或久病失调，或出血伤阴，或房室不节，肾精耗损，肾精不足，水不涵木。以致肾水亏于下，肝阳亢于上。

（二）临床表现

头晕目眩，耳鸣健忘，面色憔悴，两颧潮红，失眠多梦，口咽干燥，腰膝酸软，两目干涩，视物模糊，胁肋隐痛，肢体麻木，手指颤抖，五心烦热，男子遗精，女子不孕，舌红少苔，脉细数。

肝肾阴虚证多见于尿崩症、甲状腺功能亢进症、皮质醇增多症、糖尿病等病。

（三）治法治则

滋阴降火。

（四）常用方药

1. 大补阴丸

知母 10g，黄柏 10g，熟地 30g，龟板 15g。眩晕加珍珠母、磁石、龙骨、牡蛎；水肿加茯苓、泽泻；腰痛加杜仲、牛膝；失眠加酸枣仁、夜交藤。本方适用于糖尿病后期、皮质醇增多症。

2. 六味地黄丸

熟地 30g，山萸肉 15g，丹皮 10g，茯苓 60g，泽泻 10g，山药 30g。咽干加玄参、石斛、麦冬；潮热盗汗加银柴胡、胡黄连；尿少加猪苓、大腹皮、肉桂。本方适用于糖尿病、甲状腺功能减退症。

3. 一贯煎加减

沙参 15g，麦冬 15g，当归 10g，生地 10g，枸杞 10g，山药 30g。舌质红、咽干者加黄柏、知母；遗精加龙骨、牡蛎；尿少加肉桂、茯苓；兼气虚加党参、黄芪。本方适用于尿崩症、甲状腺功能亢进症。

4. 杞菊地黄丸加减

枸杞 10g，菊花 10g，山药 30g，熟地 30g，茯苓 10g，山萸肉 10g，泽泻 10g，丹皮 10g。腰膝酸软加杜仲、牛膝；五心烦热加知母、银柴胡、胡黄连；眩晕加天麻、龙骨、牡蛎。本方适用于甲状腺功能亢进症、糖尿病。

5. 左归丸加减

熟地 30g，山药 30g，枸杞 10g，山茱萸 10g，牛膝 10g，菟丝子 10g，鹿胶 10g，龟胶 10g。自汗盗汗加浮小麦、五味子，腰膝酸软加杜仲、牛膝；遗精加龙骨、牡蛎；视物模糊加石决明、白蒺藜。本方适用于甲状腺功能亢进症、糖尿病。

第十五节　肺肾阴虚证治

（一）病机概要

外感燥邪、耗伤肺津，或瘵虫袭肺、久咳伤肺，肺虚及肾；先天禀赋不足，或房室不节，劳倦过度，或久病之后，真阴耗伤，肾虚及肺。

（二）临床表现

干咳少痰，痰中血丝，口咽干燥，日渐消瘦，腰膝酸软，骨蒸潮热，颧红盗汗，男子遗精，女子月经不调，甚者短气喘促，动则尤甚。五心烦热，手足心热。舌红少苔，脉细数。

肺肾阴虚多见于糖尿病、尿崩症等病。

（三）治法治则

滋肾养肺。

（四）常用方药

1．六味地黄丸

熟地 30g，山药 30g，丹皮 10g，泽泻 10g，茯苓 10g，山萸肉 10g。失眠加酸枣仁、夜交藤；盗汗加龙骨、牡蛎，五味子；伴气虚加党参、黄芪。本方适用于糖尿病、更年期综合征等病。

2．生脉散合七味都气丸

人参 15g，麦冬 10g，五味子 10g，熟地 30g，山茱萸 10g，山药 30g，茯苓 10g，丹皮 10g，泽泻 10g。五心烦热加知母、黄柏；盗汗加龙骨、牡蛎、五味子；腰膝酸软加杜仲、牛膝；肾不纳气加胡桃肉、冬虫夏草。本方适用于甲状腺功能亢进症、尿崩症。

3．百合固金汤加减

生熟地各30g，麦冬15g，贝母10g，百合10g，白芍10g，玄参10g，百部10g，白及10g，秦艽 10g，银柴胡 10g，地骨皮 10g。咳痰带血加丹皮、山栀子；出血多者加三七、血余炭；咳黄痰者加桑白皮、鱼腥草、枇杷叶；盗汗加生龙骨、牡蛎、五味子。本方适用于糖尿病合并肺结核患者。

4．左归丸加减

熟地 30g，枸杞 5g，山药 3g，龟板 10g，牛膝 15g，山茱萸 15g，菟丝子 10g，知母 10g，地骨皮 10g。遗精加生龙骨、牡蛎、芡实；盗汗加浮小麦、五味子；虚火较甚者加黄柏、银柴胡、胡黄连；咳嗽加百部、款冬花。本方适用于慢性淋巴细胞性甲状腺炎、皮质醇增多症。

第十六节　肝脾不调证治

（一）病机概要

郁怒伤肝，木失条达，疏泄无权，肝气横逆犯脾；饮食不节，劳倦伤脾，肝木乘虚侮脾土。

（二）临床表现

胸胁胀痛，急躁易怒，或精神抑郁，情绪不宁，尤善叹息。腹胀纳差，便溏黏滞不爽，肠鸣频作，矢气连连，腹痛欲泻，泻后痛减。舌苔腻，脉弦。

肝脾不调证多见于糖尿病、甲状腺功能亢进症、垂体前叶功能亢进、慢性肾上腺皮质功能低下症等病。

（三）治法治则

调理肝脾。

（四）常用方药

1．逍遥散

当归15g，白芍10g，柴胡10g，茯苓10g，白术10g，甘草8g，生姜10g，薄荷10g。胁痛加延胡索、香附子；腹胀加枳壳、木香、陈皮；腹泻加猪苓、泽泻、车前草；纳差加神曲、山楂、麦芽。本方适用于甲状腺功能亢进症。

2．痛泻要方加味

白术10g，白芍10g，陈皮10g，防风10g，党参30g。腹泻较甚加猪苓、茯苓、车前草；嗳气加竹叶、旋覆花；胁痛加延胡索、香附子；腹胀加枳壳、木香、陈皮。本方适用于甲状腺功能亢进症、垂体前叶功能亢进。

3．柴胡疏肝散

柴胡12g，枳壳10g，白芍10g，甘草10g，香附10g，川芎10g。腹胀加枳壳、陈皮；腹痛加延胡索、川楝子；气虚加党参、黄芪。本方适用于痛经、月经紊乱、甲状腺功能亢进症。

4．越鞠丸

苍术10g，香附子15g，川芎10g，神曲10g，栀子10g。口苦加龙胆草、黄芩；胁痛加延胡索、川楝子；腹胀加枳壳、陈皮；纳差加神曲、麦芽、山楂。本方适用于慢性淋巴细胞性甲状腺炎、男女更年期综合征。

第十七节　肝胃不和证治

（一）病机概要

忧思郁怒伤肝，肝失条达，横逆犯胃。或情志不遂，气郁化火，横逆犯胃。或外邪、饮食伤胃，胃虚木侮。

（二）临床表现

胁肋胀痛，脘腹胀闷，呕吐吞酸，嗳气呃逆，烦躁易怒，不思饮食，肠鸣矢气，舌红苔薄黄，脉弦数。或胃脘疼痛，绵绵不止，口淡不渴，泛吐清水，两胁胀痛，嗳气吐酸，食入不化，舌淡苔滑脉弦。

肝胃不和证多见于甲状腺功能亢进症、慢性淋巴细胞性甲状腺炎、糖尿病、神经性厌食症等病。

（三）治法治则

泄肝和胃。

（四）常用方药

1. 半夏厚朴汤加减

半夏10g，生姜10g，茯苓10g，黄连6g，吴茱萸8g，栀子10g。腹胀加枳实；便秘加大黄；厌食加神曲、麦芽、鸡内金。本方适用于甲状腺功能亢进症、糖尿病。

2. 越鞠丸加减

苍术10g，香附10g，川芎10g，神曲15g，栀子10g，竹茹10g。胃脘痛者加延胡索、木香；吐酸加乌贼骨、煅瓦楞子。本方适用于神经性厌食症、糖尿病。

3. 四逆散合左金丸

枳实8g，柴胡10g，白芍10g，甘草8g，黄连6g，吴茱萸8g。腹胀加木香、陈皮；腹痛加延胡索、香附；纳差加莱菔子、焦三仙。本方适用于甲状腺功能亢进症。

4. 柴胡疏肝散加减

柴胡12g，枳壳10g，半夏10g，陈皮10g，茯苓10g，白术10g，神曲15g，麦芽15g，山楂15g。呕吐加代赭石、旋覆花；胁痛加延胡索、木香；吐酸加乌贼骨、煅瓦楞子。本方适用于慢性淋巴细胞性甲状腺炎、甲状腺功能亢进症、神经性厌食症。

第十八节　脾虚湿盛证治

（一）病机概要

素体虚弱，或因劳倦过度，以及病久伤脾，运化无权，水湿内停。

（二）临床表现

短气懒言，全身乏力，纳差便溏，面色萎黄。或四肢不温，面色㿠白，周身浮肿，小便不利，舌淡苔白，脉缓弱。

脾虚湿盛证多见于甲状腺功能亢进症、糖尿病肾病、甲状腺功能减退症、脑垂体功能低下症、肥胖病、慢性肾上腺皮质功能减退症等病。

（三）治法治则

健脾化湿。

（四）常用方药

1. 参苓白术散加减

人参10g，茯苓10g，白术10g，山药20g，白扁豆20g，莲子肉20g，薏仁20g，甘草10g。泄泻较重加诃子、五倍子。厌食加神曲、麦芽、山楂。头身困重，加藿香、香薷。本方适用于甲状腺功能减退症、脑垂体功能低下、慢性肾上腺皮质功能减退症。

2. 实脾饮加减

制附子15g，干姜10g，白术10g，甘草10g，厚朴10g，木香6g，草果10g，槟榔10g，木瓜15g，茯苓10g，大腹皮10g。气虚甚者加党参、黄芪；小便短少加桂枝、泽泻。本方适用于脑垂体功能低下、慢性肾上腺皮质功能减退症、糖尿病肾病。

3．五皮饮

生姜皮 10g，桑白皮 15g，陈皮 10g，大腹皮 15g，茯苓皮 10g。气虚加黄芪、党参；肿甚加猪苓、泽泻；四肢不温加干姜、附子。本方适用于女性特发性水肿综合征、糖尿病肾病、原发性醛固酮增多症。

4．防己黄芪汤加味

防己 12g，黄芪 30g，甘草 10g，白术 10g，茯苓 10g，猪苓 10g。水肿较甚加大腹皮、泽泻；腹胀加枳实、木香；小便不利加桂枝、泽泻。本方适用于肥胖症、女性特发性水肿综合征。

第十九节　阴虚火旺证治

（一）病机概要

久病体虚，房室不节，或思虑过度，或情志内伤，阴虚生内热，水亏则火浮。

（二）临床表现

颧红盗汗，男子遗精，女子经少。舌红苔少，脉细数。

阴虚火旺证多见于尿崩症、甲状腺功能亢进症、皮质醇增多症、妇女更年期综合征等病。

（三）治法治则

滋阴降火。

（四）常用方药

1．知柏地黄丸

山药 30g，山萸肉 20g，熟地 20g，茯苓 10g，丹皮 10g，泽泻 10g，知母 10g，黄柏 8g。遗精加龙骨、牡蛎；失眠加远志、夜交藤；尿量多而混浊者加益智仁、桑螵蛸；伴气虚者加党参、黄芪。本方适用于糖尿病、甲状腺功能亢进症、尿崩症、性功能亢进症。

2．天王补心丹加减

生地 15g，玄参 10g，麦冬 15g，天冬 10g，党参 30g，茯苓 10g，五味子 15g，丹参 15g，酸枣仁 15g，柏子仁 10g，远志 15g。手指颤抖加钩藤、白芍。大便溏泻加白术、苡仁。腰酸膝软加牛膝、杜仲。本方适用于甲状腺功能亢进症、皮质醇增多症。

3．丹栀逍遥散

当归 15g，白芍 10g，柴胡 10g，茯苓 10g，白术 10g，甘草 8g，生姜 10g，薄荷 8g。失眠加远志、枣仁；头晕加菊花、天麻；盗汗加浮小麦、龙骨、牡蛎。本方适用于不孕症、月经紊乱症、女性更年期综合征、女性特发性水肿综合征。

第二十节　阴阳两虚证治

（一）病机概要

大病久病，消耗精气，或大汗、吐利、大出血损伤阳气、阴津，致阴阳俱虚。也可由年老体衰、禀赋不足、房事过度所致。

（二）临床表现

表情淡漠，行动迟缓，反应迟钝。畏寒肢冷，面色㿠白。身倦乏力，头目眩晕，食欲减退，形体消瘦。皮肤粗糙，腰膝酸软，男子阳痿，女子闭经。失眠多梦，遗精盗汗。舌淡苔白，脉细无力。

阴阳两虚证多见于垂体前叶功能减退症、甲状腺功能减退症、慢性肾上腺功能减退症、糖尿病后期等病。

（三）治法治则

滋阴温阳，阴阳双补。

（四）常用方药

1.《金匮》肾气丸

制附子15g，肉桂10g，熟地30g，山萸肉15g，山药30g，茯苓10g，丹皮10g，泽泻10g。盗汗加浮小麦、龙骨、牡蛎。食欲不振加神曲、麦芽、山楂，腰膝酸软加杜仲、牛膝。本方适用于糖尿病、甲状腺功能减退症。

2.十全大补丸加减

党参30g，茯苓10g，白术10g，枣仁15g，黄芪30g，远志15g，白芍10g，山药30g，枸杞子10g，龟板20g，紫河车粉10g，鹿角10g，熟地30g。水肿加桂枝、泽泻；遗精加桑螵蛸、益智仁；肢冷加附子、干姜。本方适用于垂体前叶功能减退症、甲状腺功能减退症、慢性肾上腺皮质功能减退症。

3.右归丸

熟地30g，山药30g，山茱萸15g，枸杞10g，鹿角胶20g，菟丝子20g，杜仲15g，当归15g，肉桂10g，制附子15g。遗精加补骨脂、五味子；腰酸膝软加牛膝；食欲不振加神曲、麦芽、山楂；阳痿加巴戟、肉苁蓉。本方适用于慢性肾上腺皮质功能减退症、甲状腺功能减退症、垂体前叶功能减退症。

第三章 内分泌代谢病的诊断

第一节 四诊方法的运用

四诊是指望、闻、问、切四种诊察疾病的基本方法。人体是一个有机的整体，某一部位的病变可以影响全身，并可以在五官四肢体表各个方面表现出来。因此，借助四诊获得病变显现于各方面的症状体征，就可以了解疾病的病因、病机，从而为辨证治疗提供依据。

一、望诊

望诊是医生运用视觉观察患者全身和局部神色形态的变化，对内分泌代谢病的诊治主要有望神、望形态、望皮肤、望舌等方面。

（一）望神

望神是通过观察患者的举止、目光、面部表情、动作、反应、视听嗅觉等方面，了解患者的精神、知觉、思维、肢体运动等正常与否，以判断内分泌代谢的性质和病情的轻重。

1. 得神

得神即有神，是精充气足神旺的表现。表现为神志清楚，语言清晰，面色荣润，表情自然，动作灵活，反应灵敏，思维敏捷，记忆力强。得神预示脏腑功能不衰，预后良好。得神也是正常人的神气。

2. 失神

失神即无神是精亏气损神衰的表现。表现为精神淡漠，萎靡不振，反应迟钝，动作迟缓，目暗睛迷，瞳神呆滞，记忆力减退。或神志昏迷，语无伦次，循衣摸床，撮空理线，呼吸异常，大肉已脱。失神是脏腑功能衰败的表现，预后不良。

3. 假神

假神是垂危患者出现精神暂时好转的假象。表现为久病之人，本已失神，突然精神转佳，目光转亮，言语不休，想见亲人。或原来面色晦暗，突然颧赤如妆，这是由于精气衰竭已极，阴不敛阳，以致虚阳外越，是临终前的预兆，并非佳兆。

4. 神气不足

神气不足是轻度失神的表现，症见精神不振，失眠健忘，昏昏欲睡，声低懒言，倦怠乏力，动作迟缓，脉滑无力，多属心脾两虚，或肾阳不足，以致神气不旺。

5. 神志异常

包括烦躁不安，谵妄神昏，急躁易怒，性情紧张，心烦不宁，以及癫狂痫等精神失常的表现。前者多由气郁化火，虚火内扰所致。癫则由痰气郁结，阻蔽神明，狂痫多因痰火扰心所致。

（二）望形态

1. 望形体

主要观察患者形体强弱胖瘦、面形、躯体、体形等情况，是内分泌代谢病诊察的重要方面。

（1）强壮：骨骼粗大，胸廓宽厚，肌肉充实，皮肤润泽，示内脏坚实，气血旺盛，虽病但预后良好。

（2）瘦弱：骨骼细小，胸廓狭窄，肌肉瘦削，皮肤枯燥，示内脏脆弱，气血不足。多见于垂体前叶功能减退症、慢性肾上腺皮质功能减退症、糖尿病、甲亢等病。

（3）肥胖：肌肉饱满，腹部膨隆，体重增加，胖而能食，多为形盛有余。胖而食少，是形盛气虚，多为脾虚有痰。常见于肥胖症、下丘脑综合征、皮质醇增多症等病。

（4）面容：眼球突出，兴奋不宁，并带有惊慌的表情，为甲亢。表情淡漠，动作缓慢，面部浮肿、苍白、肥厚，唇舌均变厚，眉毛自外向内渐渐脱落，为黏液水肿面容。下颌前伸，眶缘及颧部突出，鼻及额部均肥大，口唇增厚，牙缝增宽、为肢端肥大症。

（5）躯体：身高超常，见于巨人症。四肢短小，躯干短粗，智力低下，见于呆小症。颈前肿块，随吞咽上下移动，见于甲状腺病。胸廓前后径增大，横经变小，胸骨下部突起，见于佝偻病。膝内翻呈"O"型变曲，膝外翻呈"X"型变曲，见于佝偻病及大骨节病。指端异常粗大见于肢端肥大症。

2．望姿态

患者的动静姿态和疾病有密切的关系，不同的疾病产生不同的病态。

周期性麻痹可突然发生下肢松弛性瘫痪，使患者无法抬腿、弯曲、行走，甲亢可并发周期性麻痹。不安运动可见于甲亢，常常在医生询问病史的同时，患者两上肢甚至头部作无目的的不安运动。甲亢患者有明显的两手震颤和伸舌时舌震颤。低血糖昏迷、甲状旁腺功能减退症、营养不良性缺钙症可发生惊厥及癫痫。

（三）望皮肤

皮肤在一身之表，为人体之藩篱，脏腑气血的病变可通过经络反映于体表。因此，望皮肤色泽、形态及皮肤上毛发的异常，可测知内分泌代谢病的病变及其预后。

1．色泽

全身皮色增深，皮肤皱褶处及瘢痕处发黑，见于慢性肾上腺皮质功能减退症。在血卟啉病，患者可有特殊紫色面容。血脂过多的糖尿患者鼻唇沟及掌跖等处皮肤可呈淡黄色，称为胡萝卜素沉着症。皮质醇增多症和肥胖症患者可见下腹部两侧、大腿内外侧和臀部表皮变薄的紫色裂纹。甲状腺部红肿可见于急性化脓性甲状腺炎。

全身性皮肤苍白，可见于垂体功能低下、肾上腺皮质功能低下、甲状腺功能低下及甲亢性贫血。黏液水肿患者常表现面部苍白。甲状腺炎、甲亢、阿迪森病常可合并白癜风。

2．形态

（1）润枯：皮肤润泽者，形体气盛。皮毛枯槁者，形体气衰。皮聚毛落者，肺损，皮损毛折者，肺绝。皮枯如鱼之鳞，称肌肤甲错。若兼眼眶暗黑，为内有干血。

（2）肿胀 胫骨前局限性黏液性水肿多见于甲亢，但甲亢时更常见的是眼睑及结膜水肿。甲亢合并充血性心力衰竭时，也可出现心源性水肿。甲减所致黏液性水肿多发生于颜面，特别是眼睑和唇部最为明显。垂体前叶功能减退的水肿程度与垂体破坏和TSH的缺乏程度有关。TSH分泌过少，出现继发性甲减，导致黏液性水肿，因此该水肿与甲减水肿特点相似，以颜面部为明显。皮质醇增多症所致水肿为全身性凹陷性，有时也可见于下肢及颜面，但程度较轻。糖尿病肾病于症状期出现全身性凹陷性水肿。特发性水肿多为全身性轻中度水肿，其水肿程度受体位和活动影响较大，长时间站立、活动后加重。

（四）望舌

舌黏膜血液供应丰富、皮薄而透明，舌乳头变化极其灵敏，所以舌是反映体内变化非常灵敏的标尺。望舌包括望舌质和望舌苔。

1. 望舌质

（1）望舌色：淡白舌主虚证、寒证或气血两亏。若淡白湿润，舌体胖嫩，多为阳虚寒证。若淡白光亮，舌体瘦薄，则属气血两亏。红舌主热证，舌红兼黄厚苔，多属实热；若鲜红而少苔多属虚热。舌色淡紫或青紫湿润者，多为寒凝血瘀。

（2）望舌形：胖大多因水湿痰饮阻滞所致。舌淡白胖嫩多属脾肾阳虚。瘦薄由气血阴液不足所致。舌见淤斑多为血瘀之征。淡白舌而有裂纹，多是血虚不润。舌面光滑无苔，是由于胃阴枯竭、胃气大伤所致。

（3）望舌态：舌体强硬多由肝风夹痰阻于络道所致。舌体痿软见于气血虚，阴津亏损，筋脉失养。舌体震颤抖动不能自主，其成因不外虚损和动风两个方面。歪斜舌乃中风先兆。短缩舌无论因虚因实，皆属危重证候。

2. 望舌苔

（1）苔色：白苔主表证、虚寒证。黄苔主里证热证。苔灰而干多为阴虚火旺所致。苔黑而滑润多属寒盛阳衰。

（2）苔质：薄苔属外感及内伤轻病，厚苔多为邪盛入里或有痰饮湿食积滞。润泽是津液上承之征，说明病中津液未伤。干燥乃津不上承所致，多由阴液亏耗所致。腐苔多见于食积痰浊为患，腻苔多见于湿浊、痰饮、食积、湿热。花剥苔是胃气阴两伤所致。辨苔之消长可判断疾病进退预后，辨苔之真假可判断疾病的轻重与预后。

二、闻诊

闻诊包括听声音和嗅气味两方面。听声音是用耳朵或借助听诊器诊察患者的声音、呼吸咳嗽、肠鸣等各种声响。嗅气味是用鼻嗅患者体内所发出的各种气味及分泌、排泄物等。各种声音和气味都是在脏腑生理病理活动中产生的，所以通过闻诊，医生能够判断出脏腑的生理病理变化。

（一）听声音

1. 正常声音

发声自然，音调和畅，刚柔相济。

2. 病变声音

（1）发声：久病音哑或失音，多属虚证，常是精气内伤，肺肾阴虚，虚火烁金。发声高亢有力，声音连续，前轻后重，多是形壮气盛。发音低微细弱，声音断续，多是体弱气怯。

（2）语言：沉默少言，属虚证、寒证。烦躁多语，属热证、实证。言语轻迟低微，欲不能复言，为夺气，是中气大虚。语言謇涩，属风痰蒙蔽清窍，或风痰阻络。语言错乱，多为心神受扰所致。郑声属心气大伤，精神散乱之虚证。谵语多为热扰心神之实证。自言自语，言语错乱，属心气不足，神失所养的虚证。狂证多见于痰火扰心或伤寒蓄血证。

（3）呼吸：患者呼吸如常，是形病气未病，呼吸异常，是形气俱病。呼吸气粗而快，属热证、实证。呼吸气微而慢，属虚证、寒证。气粗为实，气微为虚。呼吸困难，气来短促，不足以息，为元气大伤。

（4）咳嗽：咳声紧闷，多属寒证。咳声清脆，多属燥热。咳声不扬，痰稠色黄，不易咳出，咽干，属于肺热。咳嗽不畅是肺气不宣。无力作咳，咳声低微，咳出白沫，兼有气促，属于肺虚。夜间咳甚者，多为肾水亏。天亮咳甚者，脾虚所致。

（5）呕吐：吐势徐缓，声音微弱，吐物呈清水痰涎，为虚寒证。吐势较猛，声音壮实，吐物呈黏痰黄水，或酸或苦，为实热证。呕吐物呈喷射状为热扰神明所致。

（6）呃逆：新病呃逆，其声有力，多为寒热之邪客胃。久病呃逆，其声低怯，多为胃气将绝。呃声频频，连续有力，高亢而短，多属实热。呃声低沉而长，音弱无力，良久一声，多属虚寒。

（7）太息：太息为情志异常所致。情志抑郁，胸闷不畅致肝气郁结。也可由心有不平或性有所逆而发。

（8）肠鸣：其声在脘部，振动有声，为痰饮留于胃。声在脘腹，得温得食则减，饥饿时加重，此属中虚肠胃不实。腹中肠鸣如雷，属风寒湿邪胜所致。

（二）嗅气味

1. 病体气味

口臭多属消化不良，或龋齿或口腔不洁。口气酸臭是内有宿食。汗有腥膻多是风湿热邪久蕴皮肤，津液受到蒸发所致。身臭多是久病卧床之人发生溃腐所致。

2. 病室气味

病室有腐臭或尸臭气味，是脏腑败坏，病情危重。血腥味多是失血证。尿臊味，多是水肿晚期。烂苹果味多见于消渴患者，属危重证候。

三、问诊

问诊是医生诊察疾病的重要环节，在内分泌代谢病的诊断中占有更为重要的地位。

1. 问一般情况

一般情况包括姓名、性别、年龄、职业、民族、籍贯、婚姻等。性别不同，则患有不同的疾病，妇女可有卵巢疾病，男性则发生睾丸疾患。年龄与某些疾病有关，儿童可发生呆小症，肢端肥大症则多见于成年人。从事放射性工作的人易发生甲状腺急性炎症。居住地区不同也影响某些内分泌代谢病的发生，山区水质土壤含碘少，在此居住的人易发生单纯性甲状腺肿。

2. 问主诉

主诉是患者此次发病的主要症状及其发生持续时间。有时患者自以为是最主要的症状，并不一定真正代表疾病真正最主要的症状，此时往往需了解全部现病史。

3. 问现在症状

中医学对现在症状的问诊极其重视。所问内容极为详细，对各种症状的临床意义有深刻认识。

（1）问寒热：恶寒发热多为外邪袭表，但寒不热见于里寒证，但热不寒见于里热证。午后或入夜低热，有热自骨内向外透发的感觉，兼见颧红、盗汗等症属阴虚证。长期微热，烦劳则甚，多由气虚所致。

（2）问汗：表证无汗多属表寒证，表证有汗多为表虚或表热证。日间出汗，活动尤甚属阳虚。睡时出汗，醒则汗止，兼见潮热、颧红，属阴虚。患者冷汗淋漓，兼见面色苍白、四肢厥冷、脉微欲绝，属阳脱之证。但头汗出，多因上焦邪热或中焦湿热上蒸，或病危虚阳上越所致。患者仅半侧身体有汗，为患侧经络阻闭，气血运行不周所致。患者手足心汗其原因多由脾胃虚弱所致。

（3）问头身：前额部连眉棱骨痛，属阳明经头痛。侧头痛，痛在两侧太阳穴附近为甚者，属少阳经头痛。巅顶痛，属厥阴经头痛。外感头痛发病急，病程短，头痛较剧，常伴鼻塞流涕。内伤头痛发病慢、病程长，头痛较缓。头晕昏沉，伴胸闷呕恶属痰湿内阻所致。头晕眼花，多为气血两亏，头晕耳鸣，伴腰膝酸软，多属肾精亏虚。久病卧床不起而周身疼痛，多由营气不足，气血不和所致。患者头身困重，多为感受湿邪所致。四肢关节疼痛，多见于痹证。

（4）问胸胁脘腹：胸痛憋闷、痛引肩背者为胸痹。胸闷咳喘、痰白量多属痰湿犯肺。胸部刺痛，固定不移者为血瘀。胁胀痛，太息易怒者，多为肝气郁结，情志不畅。胁肋灼痛、面红目赤者，多为肝火郁滞。胃脘冷痛，保温则减为寒邪犯胃。胃脘灼热疼痛，消谷善饥，属胃火炽盛。腹痛得热痛减者属寒证，腹痛喜冷饮者属热证。

（5）问耳目：耳鸣声大属实证，耳鸣声微多属虚证。久病耳聋多为心气虚衰。老年耳聋常为气虚精衰。目珠突出常见于瘿病，雀目可由消渴并发。

（6）问饮食：口渴多饮小便量多，能食消瘦者为消渴病。渴不多饮可见于阴虚、湿热、痰饮、瘀血。多食易饥，身体消瘦者，多见于瘿病。饥不欲食，多因胃阴不足，虚火内扰所致。食少纳呆，多属脾胃气虚。

（7）问睡眠：失眠兼心烦多梦、腰膝酸软者，属心肾不交。睡后易醒，兼心悸、纳少乏力是心脾两虚。失眠而时时惊醒，兼见眩晕胸闷、胆怯心烦属胆郁痰扰。困倦易睡，兼见头目昏沉、身重脘闷属痰湿困脾。饭后疲倦易睡，少气乏力属脾气虚弱。患者极度衰惫，神识朦胧，困倦易睡，肢冷脉微属心肾阳衰。

（8）问二便：便秘伴面色苍白、喜热饮是阴寒内结。便秘、舌红少苔、脉细数者是阴虚。久病老年便秘多属气津两亏。大便溏泄伴全身乏力是脾虚，黎明前泄泻是肾阳虚。情志抑郁，腹痛作泻，泻后痛减，属肝郁乘脾。小便量多，畏寒喜暖，属虚寒证。多尿、口渴多饮、消瘦属消渴病。尿少浮肿为水肿病，患者小便短赤量少，多属实热证。小便频数急迫为淋证。夜尿量多，小便清长，多见于老年人及肾病后期。小便失禁多为肾气不固。

4．问发病史

发病史是整个病史最重要的一部分，是患者现患疾病的详细经过。其内容是根据主诉、现在症状的分析，深入系统全面地询问。由此次患病出现第一个症状开始，至就诊为止一段时间内，按时间顺序，将发病的缓急、可能的诱因、各种症状的性质、发展经过及伴随现象等，详细询问。精神因素对内分泌代谢病影响较大，因此应注意询问患者的思想情况及病前精神状态。主要症状及其特征、发展、演变是重点，应问清其性质、程度、持续时间，有无伴随症状。对患者就诊前的诊治经过，亦应了解，曾诊断为何病，用过什么治疗方法，疗效如何？发病史的最后，应将患者食欲、睡眠、大小便情况及体重变化等加以记录。

5．问既往史及个人史

既往史是患者过去健康状况或曾患过的疾病，特别是与现在疾病有密切关系的疾病。个人史包括出生地及长期居住地、职业、工种、劳动条件、文化条件与经济状况等。

6．问月经生育史

问月经史包括月经初潮的年龄，月经周期和经期的天数，经血的量、色，经期出现的症状，末次月经的日期，闭经的日期，绝经的年龄及更年期的症状等。生育史应包括妊娠次数，生育次数，人工及自然流产的次数，以及有无死产、异常生产与生产合并症等。

7．问家族史

内分泌代谢病与遗传因素关系密切，因此，询问病史，更加有助于诊断。应询问双亲、兄弟姐妹、子女的健康和疾病情况。

四、切诊

切诊包括脉诊和按诊两部分。脉诊是按脉搏。按诊是对病体的肌肤、手足、胸腹及其他部位的触摸按压。

1．脉诊

（1）平脉：一息四至，不浮不沉，不大不小，从容和缓，柔和有力，节律一致，尺脉沉取有一定力量。

（2）病脉：浮脉主表证，沉脉主里证。迟脉主寒证，数脉主热证。微脉主阳衰少气，阴阳气血诸虚。细脉主气血两虚，诸虚劳损。滑脉主痰饮食滞实热，涩脉主伤精血少，气滞血瘀夹痰夹食。弦脉主诸痛痰饮。紧脉主寒痛宿食，缓脉主湿病。弱脉主气血不足，结脉主阴盛气结、寒痰血瘀、癥瘕积聚。代脉主脏气衰微、风证痛证、七情惊恐、跌打损伤。疾脉主阳极阴竭、元气将脱。

2．按诊

按诊是切诊的一部分，对内分泌代谢病中的甲状腺病，按诊尤为重要。临床上以按肌肤、按颈部甲状腺、按胸腹等为常用。

（1）按肌肤：肌肤濡软而喜按者为虚证，干燥者为伤津。湿润者为身已汗出，肌肤甲错者伤阴或内有干血。肿胀按之凹陷不能即起为水肿。

（2）按颈部甲状腺：甲状腺弥漫性肿大，质软，无压痛，伴高甲状腺素性症状为甲亢，无高甲状腺素症状，多为单纯性甲状腺肿。甲状腺弥漫性肿大，质韧，多见于慢性淋巴细胞性甲状腺炎。甲状腺局部肿大，质硬，按之疼痛，可能为急性甲状腺炎或甲状腺囊肿。质硬如石，与周围粘连，可见于甲状腺癌。

（3）按胸腹：胸胁按之胀痛者，可能是痰热气结或水饮内停。若扪及肿大的肝脏，或软或硬，多属气滞血瘀。腹壁冷，喜暖喜按属虚寒证。腹壁灼热，喜冷拒按为实热证。

第二节　西医常用诊断方法与原则

一、全身状态检查

1．性别

正常人性征非常明显，但一些内分泌代谢病患者会使性征发生改变。肾上腺皮质肿瘤可使女性患者发生男性化，使男性乳房女性化及其他第二性征改变，如皮肤、毛发、声音改变。临床统计显示某些疾病的发生率与性别有关，甲状腺病多见于女性。

2．年龄

不同年龄的机体状态不同，因此，对疾病的发生和预后的判断也有密切关系。佝偻病多见于幼儿及儿童，垂体肿瘤以 30～60 岁时最多。垂体前叶功能减退症以 21～40 岁最为好发，特发性肾上腺萎缩发病年龄较轻，往往介于 20～25 岁。2 型糖尿病多发生于老年人。

3．体温

丘脑下部是体温调节的主要部位，其前区的损害可产生持久发热，其外侧区损害可引起体温过低。垂体危象时可出现高热或超高热。甲亢患者由于甲状腺激素分泌较多，代谢率升高致大多数患者有低热，多发生在午后。甲亢危象时可表现为高热。甲旁亢多因合并感染而发热，痛风性发热则由于尿酸盐微小结晶沉积于滑膜引起炎性反应所致。嗜铬细胞瘤时释放出大量儿茶酚胺，引起周围血管强烈收缩，导致散热障碍形成发热。内分泌疾病除发热外，下丘脑综合征、垂体前叶功能减退症、甲减、阿狄森病等均可引起低体温。

4．呼吸

垂体卒中可出现中枢性呼吸困难，早期呼吸深而慢，如病情恶化可表现为潮式呼吸、叹息呼吸等。甲亢时由于代谢增强心率增快引起呼吸急促，也可由过度肿大的甲状腺压迫气管所致。甲性腺肿瘤、桥本氏病、单纯性甲状腺肿也因压迫气管致呼吸困难。黏液性水肿患者由于黏多糖和蛋白质渗出物沉积于咽部组织，引起上呼吸道狭窄，导致睡眠中出现呼吸暂停。阿狄森病时，由于血钾升高，严重时呼吸肌麻痹，引起呼吸困难。糖尿病酮症酸中毒及乳酸酸中毒，均可因酸性产物在体内堆积，血 pH 下降，刺激呼吸中枢，反射性地引起深而快的呼吸。肥胖症则由于肺活量、肺顺应性降低，生理无效腔增加而导致换气不足综合征。

5．脉搏、血压

甲亢时，身体因代谢增强，加重循环系统负担而出现脉搏增快，一般 100～120 次/min，甚至 120～140 次/min。嗜铬细胞瘤患者由于大量分泌儿茶酚胺而使脉率增加。低血糖患者由于交感神经受刺激及儿茶酚胺分泌过多使脉搏加快。甲减时则因代谢降低使脉率减慢。

在原发性高血压的发病机制中，内分泌腺的作用非常重要。一些激素水平的升高可引起血压升高。儿茶酚胺可使血管收缩引起高血压，由此引起者血压升高较甚，收缩压可达 200～300mmHg，舒张压一般亦相应升高。糖皮质激素、醛固酮可使小动脉收缩、水钠潴留，其收缩压和舒张压呈中等程度升高，一般在 100～150mmHg 以上。甲亢时心输出量增加，而引起收缩压升高，因外周血管扩张，故舒张压正常或稍降低。阿狄森病因醛固酮分泌不足，不能有效地潴钠排钾，致使血容量减少而出现低血压。垂体前叶功能减退、甲减、嗜铬细胞瘤、胸腺瘤、重症糖尿病等可出现慢性低血压或体位性低血压。

6．体位、步态

自动体位见于轻病或疾病早期，被动体位见于极度衰竭或意识丧失的患者。蹒跚步态，走路时身体左右摇摆见于佝偻病、大骨节病、进行性肌营养不良。某些甲亢患者，可并发周期性麻痹。发作时，患者下肢松弛性瘫痪，致使患者无法将腿抬起，弯曲或行走。

二、发育障碍及检查

1. 身材

（1）身体的比例：指距是指两臂向两侧平伸时，两手最长指尖中间的距离。正常的指距应与身高近于相等。身体上部的长度（即头顶至耻骨联合上缘之间的距离）与下部长度（即耻骨联合上缘至足底的距离）大致相等。当生长激素分泌过多时，骨骺愈合发育延缓，长骨过度生长，故指距长于身高，身体的下部长度大于上部长度。此种现象也见于做过生殖器摘除术或生殖腺发育不良的患者。在一些肾上腺性征异常的患者，由于早熟现象，骨骺愈合过早，结果使指距小于身高，身体下部的长度亦较上部为短。

（2）身材高大：一般认为成年男性身高＞2.0m，女性＞1.85m 称为巨人症。但应注意一些无内分泌异常的人，身高虽然超过此标准，也不能认为是巨人症状。大多数巨人症状是由于儿童期或青年期骨骺融合前，垂体前叶生长激素细胞肿瘤或增生物分泌生长激素过多所致。巨人症患者在成年以后继续受生长激素刺激可发展为肢端肥大症性巨人症。若性腺功能减退发生在骨骺融合之前，由于性激素不足致骨骺融合延迟，骨骼过度生长，体型高，四肢细长，与躯体比例不相称，形成高瘦身材。女孩 8 岁以前，男孩 9 岁以前开始性发育，称为青春期提前。其身高明显超过正常标准，女孩青春期提前中 85％为生理性，男孩 35％为生理性，其余多为病理性早熟，应注意鉴别。

（3）身材矮小：一般认为男性＜1.45m，女性＜1.35m，为矮小体型。原发性垂体侏儒出生时身高往往异常，出生后随年龄增加，其身高与体重越来越比同龄儿童生长落后，5～6 岁时生长发育缓慢趋于明显。10 岁左右时身高往往＜1.2m。继发性垂体侏儒生长障碍的严重程度与发病年龄有关，起病年龄越小生长障碍越严重。地方性克汀病由于孕妇缺碘或患缺碘性甲状腺肿，致胎儿供碘不足，使合成甲状腺激素原料缺乏，从而影响机体、中枢神经系统和大脑的发育。患儿身材矮小，下肢比较短，骨龄落后，骨化中心出现推迟，伴智力低下，聋哑。散发性克汀病则由于母体抗体经胎盘达胎儿体内，破坏胎儿甲状腺组织。也可因妊娠期用抗甲状腺药物，抑制了胎儿的甲状腺素合成。主要表现为先天性甲状腺发育不全，四肢短，手指短，一般无听力及语言障碍。早老症性身材矮小患者原因不明，其特点为侏儒、消瘦、面似老人。青春期延迟者虽身材矮小，但不属病理，应注意鉴别。

（4）畸形：畸形包括先天的和后天的身体整体或局部的异形。软骨发育不全性侏儒属先天性畸形。后天性畸形原因较多，凡后天疾病造成皆属此类。突眼、弥漫性甲状腺肿大见于 Graves 病，满月脸、水牛背见于库欣综合征，关节畸形见于大骨节病和痛风关节炎，"X"形腿、"O"形腿，见于营养不良性佝偻病。

2. 肥胖

肥胖主要是指人体因各种原因引起的脂肪成分过多，以体重为标准，超过正常人标准体重的 20％为肥胖。

单纯性肥胖是指非特殊疾病引起的肥胖，其过多的脂肪均匀地分布于身体各部。下丘脑综合征往往由于食物摄入量异常性增加及代谢降低出现均匀性进行性肥胖，一般体重不超过 140kg。库欣综合征患者皮质醇分泌过多，使患者脂肪重新分布，导致向心性肥胖，表现为满月脸、水牛背。肥胖性生殖无能综合征则由于多种原因，累及下丘脑功能引起食欲亢进，脂肪代谢失常及性腺功能减退。患者脂肪多堆积于躯干部，特别是乳房、下腹部、大腿等处脂肪沉着明显，呈女性型分布，臀及小腿不胖。黏液水肿患者由于基础代谢率降低，常呈中度肥胖现象，其脂肪分布无特殊异常。胰岛细胞瘤或腺癌可因内源性胰岛素分泌过多，造成频发性低血糖，迫使患者进食过多，从而形成肥胖。胖症又称德库姆病，患者常有对称性多发性皮下脂肪瘤，且有痛感，临床表现为巨块脂肪瘤样肥胖。

3．消瘦

消瘦是指人体因疾病等因素所致的体重减轻，一般较正常体重下降10%以上称为消瘦。糖尿病患者虽然多食，但因缺乏胰岛素，不能充分利用葡萄糖，必须用脂肪和蛋白质来补充能量而致消瘦，其典型症状为"三多一少"。阿狄森病可因糖皮质激素缺乏，胃肠功能失调造成消瘦，伴肾上腺皮质功能不全的其他内分泌紊乱表现。西蒙-席汉病，其消瘦程度与垂体破坏程度有关，晚期严重可发展为恶病质。甲亢是发生消瘦最常见的内分泌疾病之一，多因机体代谢亢进，体内物质消耗过度所致，其特点为进行性消瘦、多食及乏力。

4．性征异常

性的正常发育依赖于下丘脑-垂体-性腺轴的正常。一旦下丘脑或垂体病变影响性腺时，就会发生性征异常，性激素合成障碍或产生过多，也必然造成性征异常。

（1）两性畸形：两性畸形是指性腺与外生殖器之间不一致。真两性畸形患者同一人体内兼有卵巢和睾丸，但发育不全，外生殖器与第二性征介于两性之间，外貌可男可女。男性假两性畸形患者染色体为46，XY，有睾丸，外生殖器为女性形态，有时外生殖器也可表现为男性，但有不同程度的发育不全。女性假两性畸形染色体为46，XX，有卵巢、输卵管和子宫。临床特点是女性男性化，阴蒂增大，大阴唇融合似裂状阴囊，外阴畸形，生长发育快，男性体格，腋毛早现，多数有胡须、喉结、声粗等第二性征。

（2）性征异常：肾上腺皮质增生或肿瘤产生大量性激素可引起性征异常。雄激素过多致女性患者男性化，雌激素过多致男性患者女性化。胆固醇经一系列肾上腺皮质激素合成酶作用先后合成各种糖或盐皮质激素和性激素。如发生先天性酶缺陷造成皮质醇缺乏，反馈性引起ACTH分泌增多，肾上腺增生，导致患者男性化或性发育不全。2，1-羟化酶缺陷可导致女性男性化，男性则假性性早熟，体形似"小大力士"。少数肾上腺皮质肿瘤主要分泌雌激素致男性女性化，女孩假性性早熟。

（3）无睾症和小睾症：无睾症指性腺发育完全缺如，小睾症是性腺发育部分缺如。男性患者缺乏雄性激素的临床特征为身高、四肢肢节与躯干不成比例，指距大身高，下部明显长于上部。性腺发育不全，第二性征缺如，睾丸及阴囊细小。下丘脑病变、性腺病变均可导致无睾症和小睾症。原发性小睾丸症染色体最常见为47，XXY，睾丸精曲管玻璃变性和Legdig细胞腺瘤样增生。临床表现为缺乏雄激素症群，可有轻度智力障碍。无性腺症染色体是46，XY，既无睾丸也无卵巢，外生殖器为女性型。

三、饮食异常及检查

饮食异常包括食欲不振、食欲亢进、多饮、异嗜症等内容。

1. 食欲不振

食欲不振是指不想进食、甚至厌食，食量减少而言。在内分泌代谢病中，食欲不振多由器官功能低下所引起。

甲减患者因甲状腺激素分泌减少，机体代谢低下，摄食中枢神经细胞内生化速率减慢兴奋性降低。此外，激素分泌减少致胃液分泌减少，蠕动排空减慢，对摄食中枢的刺激减弱，食欲下降。甲减的特点是少食而"胖"，常形象地称之为"白色蔫巴胖子"。肾皮质功能减退患者糖皮质激素缺乏，使胃壁细胞萎缩，分泌减低，食欲减退。肾皮质功能减退以全身色素沉着，多系统功能低下为主要表现，常形象地称之为"黑色蔫巴瘦子"。垂体功能减退致少食的原因主要是继发性肾上腺皮质激素、甲状腺素分泌不足所致，其典型表现为多种激素不足所致的复合低能症群。此外，部分下丘脑综合征患者因为摄食中枢神经细胞遭到破坏，也可引起少食。

2. 食欲亢进

食欲亢进是指具有一种异常的饥饿之感，以致饮食量异常增多或频频摄食而言。在内分泌代谢病中，表现食欲亢进者较多，多由内分泌功能亢进所致。

下丘脑内侧区病变时，饱腹中枢神经细胞遭到破坏或挤压，饱食感减轻或丧失，致使患者多食而肥胖。下丘脑病变性多食常伴多种内分泌激素紊乱。生长激素分泌过多时，其类胰岛素作用使血糖降低，从而刺激摄食中枢，形成多食。因本类患者多食与体能增加相适应，故常不易被发现。甲亢时甲状腺激素分泌增多，物质代谢旺盛，造成机体过度消耗，细胞本身实际处于"饥饿状态"而导致多食，多食本身无明显特点，食量一般比糖尿患者少，能吃而消瘦，甲状腺肿大是其特征。皮质醇增多症患者多食而肥胖，其多食非特征性症状，肥胖呈向心性，满月脸、水牛背是其典型特征。糖尿病是引起多食的最常见疾病，其发病机制多由于葡萄糖利用率降低所致，典型的表现是"三多一少"（多食、多饮、多尿、体重减轻）。糖尿病患者食量每餐可达 0.5～1kg，一日进餐次数可达 5～10 次，某些患者有饥饿的恐惧感。胰岛素瘤性多食的特点是低血糖发作时，出现饥饿感而多进饮食。因此，"发作性饥饿"是其特点。嗜铬细胞瘤可出现多食、消瘦，其典型表现是高血压症群。

3. 多饮

机体对水出入的调节主要是通过神经、内分泌及肾脏来进行的。通常总体水分减少 1%～2% 就可引起口渴。严重的水分丧失或血渗透压升高，可使细胞内脱水引起口渴，从而多饮。

尿崩症由于下丘脑垂体后叶系统病变，抗利尿激素缺乏，远端肾曲小管和集合管水再吸收障碍，出现多尿而致多饮，其尿量一般 5～10L，多者可达 30L。糖尿病患者由于胰岛素绝对或相对不足，血糖不能有效地被利用，形成高血糖、高尿糖和渗透压增高，使肾小管回收水分减少，尿量增多，发生细胞内脱水引起患者多饮，其特征是三多一少及血糖升高。原发性醛固酮增多症因分泌过多的醛固酮，造成潴钠失钾，低血钾可损害肾小管，使肾对尿的浓缩和酸化功能减弱，以致患者多饮多尿、尿比重降低。典型的原发性醛固酮增多症常表现为高血压，伴持续性低血钾。

4. 异嗜症

异嗜症是指对某一种特殊食物或非食物的嗜癖。异嗜症主要见于小儿蛔虫病，但在一些内分泌代谢病中也可发生。慢性肾上腺皮质功能低下的患者由于排钠过多，往往喜吃咸食，有的患者因得不到咸食而发生危象。

四、精神异常及检查

精神异常是指大脑功能活动发生紊乱，导致认识、情感、行为和意志等精神活动不同程度障碍而言。内分泌代谢病患者，有的可伴发精神症状。兹就其所涉及的主要方面叙述如下。

（一）意识障碍

意识是认识自身与环境的精神活动，意识障碍是意识清晰度和反应敏感度出现不同程度的改变或异常。意识障碍可分为意识清晰度障碍和意识内容障碍。

1. 意识清晰度障碍

（1）意识混浊：是指意识不清，注意力不集中，易于分心，思想不像正常那样的快速和清晰。轻度的意识混浊仅偶有思想不连贯。中度的意识混浊尚能做短时间的接触交谈，但不能维持一个主题，易于分散，可有兴奋激动，对于时间及地点的定向常有错误。严重的意识混浊则对一般性询问不能应答，或仅能回答几个字，对周围环境不关心，不能引起注意。意识混浊常伴记忆障碍。

（2）嗜睡：是指精神萎靡，表情淡漠，反应迟钝，常处于睡眠状态而言。患者对语言有反应，能简单回答问题，停止刺激即又入睡。

（3）昏迷：患者无随意运动，处于被动体位。对周围事物及声、光刺激全无反应，但对强刺激尚有反应。吞咽反射、角膜反射及瞳孔对光反射尚存在。呼吸、脉搏、血压无明显变化，但大小便可有潴留或失禁。

（4）深昏迷：患者肌肉松弛，对各种刺激均无反应。腱、吞咽、角膜及瞳孔反射均消失。呼吸或有不规则，血压可下降，大小便失禁或潴留。机体仅能维持最基本的生命活动。

2. 意识内容障碍

（1）谵妄：又称不安型昏迷，患者兴奋不安，言语杂乱，甚至发狂，可有环境定向障碍。可见于甲亢、皮质醇增多症等病。

（2）朦胧状态：对周围事物感知困难，不能正确评价，有环境定向障碍，可有片断幻觉，错觉和妄想，并伴有相应情感或攻击性行为。其特点是意识范围集中于狭窄的范围内，突然发生，突然中止，事后一无所知。夜游症属其中一种。

（3）精神错乱：常表现为疯狂谩骂，打人毁物，有环境及自我定向障碍。

（二）情绪障碍

情绪是人对于事物、情境或观念所引起的主观体验和客观表情。临床及实验均已证实边缘系统与情绪关系密切，下丘脑是边缘系统的重要组成部分，因此内分泌代谢病对情绪的变化具有重要的作用。

1. 情绪障碍

（1）知觉障碍：常见的知觉障碍有错觉、幻觉和感知综合障碍。错觉是把实际存在的事物被歪曲地感知为与实际完全不符的东西，常见有错听和错视。幻觉是客观并不存在某种事物，患者却感知它的存在。幻觉是最常见的知觉障碍。感知综合障碍是患者在感知某一现实事物时，对其整体认识正确，但对其个别属性认识错误。

（2）思维障碍：思维障碍的临床表现甚多，既有思维形式方面的，也有思维内容方面的。

①思想奔逸：是一种兴奋性的思维联想障碍，患者健谈，滔滔不绝，口若悬河。其反应异常迅速，新概念不断涌现，内容丰富。但其思维过程的逻辑联系非常浅，轻率而不深刻，给人以信口开河之感。②思维迟缓：是一种抑制性的思维联想障碍，思维活动显著缓慢，联想困难，思考问题十分吃力，反应迟钝。患者言语简短，语量减少，速度缓慢，语音低沉。③刻板言语：是指患者机械地重复某一无意义的词语或句子。重复言语则是指患者常重复他所说的一句话的最末的几个字或词语。患者可以意识到这是不必要的，但不能克服。④关系妄想：患者把周围环境中一些实际与他无关的现象，都认为与他本人有关，常与被害妄想交织在一起。⑤疑病妄想：患者总认为自己患了某种疾病，是不治之症。通过一系列的检查和多次反复的检验，都不能纠正患者的这种病态信念。

2. 情绪失控

情绪失控是指难以控制自己的情绪，表现为情绪不稳和哭笑无常。

（1）情感高涨：患者的情感活动显著增强，总是欢欣喜悦，轻松愉快，兴高采烈，洋洋自得。讲话时眉飞色舞，表情丰富。但这种情感高涨并不很稳定，患者易激惹，稍有不遂则勃然大怒，遇悲哀事则伤心流泪。

（2）情感低落：它和情感高涨相反，患者情绪低落，忧心忡忡，愁眉不展，忧郁悲伤，沮丧绝望，甚至出现自杀观念和自杀企图。患者常伴思维缓慢，动作减少，反应迟钝。

（3）焦虑：焦虑是担心出现某种不良后果的心境状态。患者在缺乏明显客观因素或充分根据的情况下，对其本身健康或其他问题感到忧虑不安，紧张恐惧，顾虑重重。临床上常表现为坐立不安，搔首顿足，惶惶不可终日。

（4）情感脆弱：一般在轻微的精神刺激，甚至并无明显的外因影响下，患者感情出现波动，反应迅速，十分强烈，反复伤心落泪，无法克制。

（5）易激惹：易激惹是一种剧烈但持续较短的情感障碍。患者一遇轻微的刺激或不愉快的情况，就产生一些剧烈的情感反应。患者表现为极易生气、激动不已、异常愤怒，甚至大发雷霆。易激惹常见于甲亢患者。

（6）情感迟钝：指患者对平时能引起鲜明情感反应的刺激却表现平淡，并缺乏与之相应的内心体验，多是细微的情感逐渐丧失，患者对亲属缺乏体贴。

（7）情感淡漠：患者对外界任何刺激均缺乏相应情感反应，对周围的事漠不关心，无动于衷。面部表现冷淡呆板。

（8）恐怖症：恐怖症是一种不依人的意志愿望的恐怖担心情绪。患者对平时无关紧要的物品、环境或活动，产生一种紧张恐怖心情。有时其自身能够感到这种恐怖是不正常的，但无法摆脱。

（9）强制性哭笑：患者在没有任何外界因素的影响下，突然出现不能控制的哭或笑。患者的表情呈现出一种奇特的、愚蠢的、无可名状的木然状态，患者缺乏内心感受，说不出为什么哭和笑。

（三）意志行为障碍

意志是指为达到某种目的而克服一系列困难的心理过程，其整个行动，叫意志活动，也称为意志行为。内分泌代谢病可使意志行为发生异常。

1．意志增强

患者什么事都参与或进行干涉，终日忙忙碌碌，不能保持片刻的宁静，精力充沛，丝毫也不感到疲劳。这类患者的活动经常可因外界环境的变化而不断改变其目的和行为的指向。

2．意志减退

患者活动减少，经常独处，整日呆坐。行动缓慢，工作学习非常吃力。但其自身可意识到这些变化。

（四）运动及行为障碍

运动及行为障碍表现往往比较突出，容易观察到，常和意识、思维、意志方面的异常同时出现。

1．兴奋状态

兴奋状态是整个精神活动的增强。患者情感高涨，喜言多语。有些患者食欲、性欲增强，重者甚至毁物伤人。

2．木僵状态

轻者言语、动作和行为显著减少，举止笨拙。重者运动完全抑制，缄默不语，不吃不喝，僵硬不动，上述现象持续时间可长可短，患者脱木僵状态后，均能回忆起这些经过。

3．违拗症

主动性违拗的患者做出与对方相反的动作，被动性违拗的患者则对别人的要求一概加以拒绝。

4．刻板动作

患者持续地，单调而重复地做一个动作，尽管这个动作没有什么目的和意义。刻板动作和刻板语言常同时出现。

（五）智能障碍

智能是认识理解问题及获得知识并运用知识去解决问题的能力。智能活动与思维、记忆和注意力密切相关。

1．智力低下

多由胎儿期、出生时或婴幼儿期，因各种原因致大脑发育不良所引起。患者理解能力低下，仅能在他人照顾下从事简单劳动。

2．痴呆

痴呆是一种比较重的智能障碍，患者意识清晰，但思维活动却不完善。理解力差，说话出现病理性赘述，记忆力减弱，对以往发生的事情常常遗忘，学习和生活困难，有时生活不能自理。

3．呆小症

地方性呆小症的主要原因是环境缺碘，散发性呆小症则因先天性无甲状腺或甲状腺激素合成障碍引起。患儿如无治疗可出现智力及体格发育障碍，典型表现为痴呆、舌大外伸，眼距宽，鼻梁低。预后视患儿脑损害程度及治疗的情况而定，治疗越早，效果越好。

五、理化检查

（一）内分泌腺功能检查

1．激素及其代谢物的测定

测定血、尿中激素浓度及尿中激素代谢物排出量是判断内分泌功能的重要方法。激素的测定方法有生物测定、化学测定及免疫测定，因放射免疫测定法灵敏度高、特异性强，目前临床多用此法。

随着测定技术的不断更新，血尿中激素的测定已经涉及到几乎所有内分泌腺所分泌的激素及一些激素的代谢物质。一般来说，激素的升高意味垂体功能亢进，降低则意味着垂体功能减退。具体所用检测试剂、步骤、结果及其临床意义，限于篇幅，在此不再详述。

2．内分泌动态功能试验

内分泌动态功能试验是利用激素之间反馈性调节原理来了解内分泌功能紊乱发生在那一环节（下丘脑、垂体、靶腺）。动态功能试验可分为兴奋性和抑制性二类。兴奋试验是利用垂体前叶对周围靶腺的兴奋作用原理，以了解肾上腺皮质、甲状腺、性腺功能减退是原发性病变，还是继发于垂体前叶功能减退。原发性病变，兴奋试验还可协助了解周围靶腺是否存在功能自主性亢进。这类试验中常用的有 ACTH 兴奋试验、TSH 兴奋试验及 HCG 刺激睾酮试验等。用下丘脑的促垂体前叶激素（释放因子）进行兴奋试验，以垂体前叶激素作为反应指标，可了解内分泌紊乱是发生在下丘脑、垂体，或是周围靶腺。较常用的有 TRH 兴奋试验、LRH 兴奋试验等。

抑制试验是用来判断内分泌腺是否存在功能亢进，以及是自主性功能亢进，还是由于下丘脑-垂体对靶腺过度兴奋所引起的。常用的有 T3 抑制试验、小剂量地塞米松抑制试验等，正常人有抑制作用，若不能起抑制作用，说明甲状腺、肾上腺皮质存在功能亢进。对于后者可进一步做大剂量地塞米松抑制试验，如果起到抑制作用，说明病变在下丘脑、垂体；如仍不能起到抑制作用，提示病变可能为肾上腺皮质自主性肿瘤。

此外，临床上还利用一些药物对内分泌腺的兴奋作用，或是对激素效能的抑制作用协助内分泌功能紊乱的诊断，较常用的有安体舒通试验、组织胺激发试验等。

（二）内分泌腺的形态检查

1．内分泌腺的触诊检查

（1）甲状腺：检查弥漫性肿大的甲状腺时，医生可站在患者身后，以两手分别触诊甲状腺的两叶。甲状腺两叶不规则肿大时，医生可在患者对面以右手拇指和其他手指进行触诊，并同时让患者做吞咽动作。检查时应注意甲状腺的肿大程度、硬度、压痛、位置、有无结节、有无震颤、对气管的影响等。

（2）睾丸：检查睾丸时用一手或两手同时双侧触摸对比。一侧睾丸肿大，坚硬并有结节可能为睾丸肿瘤。早期肿瘤增大时可出现局部疼痛和沉重感，晚期肿瘤表现凹凸不平。一些分化极差的肿瘤患者，由于滋养层的内分泌作用，可发生男性乳房女性化。睾丸扪不到，可能为睾丸未发育或隐睾症。前者见于先天性睾丸发育不全，多由性染色体数异常所致。后者是睾丸位置异常，未能降入阴囊内，可能在腹腔、腹股沟管、阴茎根部或会阴部等处触诊仔细寻找。睾丸过小多为内分泌异常所引起，常见于肥胖性生殖无能症。睾丸萎缩多为睾丸外伤或流行性腮腺炎合并睾丸炎的后遗症。

2．内分泌腺的 X 线检查

（1）垂体：垂体性侏儒症蝶鞍往往偏小，部分患者可见桥形蝶鞍。但继发于肿瘤者可有蝶鞍增大。骨龄延迟是垂体性侏儒的主要征象，表现为继发骨化中心出现延迟和与干骺端的愈合延缓，骨骼呈对称性短小。巨人症蝶鞍扩大，呈鞍内型改变，全身骨骼对称性增大，长骨尤其明显。肢端肥大症骨、软骨和软组织增生，以手、足肢端和头颅为显著，颅骨内外板和板障均增厚。蝶鞍可增大，也可无改变。空蝶鞍呈球形改变，开口呈闭合形，硬板无破坏。

（2）甲状腺：呆小症骨骺线经久不闭，骨化中心出现延迟，骨骼生长发育明显受阻而异常短小。成人甲减无明显X线改变。甲亢患者仅有少数可出现骨骼改变，但无特征性，常不作为诊断依据。X线片检查一般能显示甲状腺肿块的大小和范围。良性和恶性甲状腺瘤常见钙化，砂状瘤体表现为细小而致密的沉着，多见于恶性肿瘤。恶性肿瘤局部侵犯气管和食管可由X线平片或食管钡剂检查做出诊断。

（3）甲状旁腺：甲状旁腺功能亢进症患者中一部分可出现骨骼病变，其典型的X线表现是骨膜下皮质骨的侵蚀，广泛性骨质密度减低，局限性的骨质破坏性改变，以及软组织内的钙化。甲旁减的X线表现并不典型，但颅内基底节的钙化却具有诊断意义。假性甲旁减最典型的X线表现为短指畸形。

（4）肾上腺：肾上腺皮质肿瘤腹部X线片常可显出可疑的肿块影像，腹膜后充气造影可显示楔形征。原醛症患者，由于肿瘤较小，X线检查难以发现。但选择性动脉造影加用肾上腺素后，血管增生的肾上腺和肾上腺瘤可清楚显示。阿狄森病患者腺区X线片上显示粗糙钙斑，但增大的肾上腺内见到粗糙的钙斑，应疑为肾上腺出血。由结核引起者腺体的密度均匀增加。嗜铬细胞瘤很少能在腹部X线片上显示。

（5）性腺：腺功能亢进，骨骼的生长和成熟加快，骨化中心提早出现，X线片所示骨龄较实际为大。由性腺肿瘤或肾上腺皮质肿瘤引起者，一些也可由X线检查确定。性功能减退者四肢骨生长特别长，躯干相对地短小。老年性和绝经后骨质疏松主要因缺乏性激素的刺激和成骨细胞活性减低所致。其基本改变是骨小梁减少、变细和骨皮质变薄。

（6）胰腺：糖尿病患者可出现骨关节改变，表现为骨质疏松、夏科关节和糖尿性足病等。糖尿病还常见血管退行性损害，X线检查时间见动脉硬化形成的钙化阴影。少数胰岛素瘤发生钙化，在腹部平片上表现为点状、片状或团状钙化。超过50%的胰岛素瘤血管丰富，胰动脉造影可明确诊断。

3．内分泌疾病的超声检查

（1）甲状腺：Graves病可见整个甲状腺普遍肿大，可为正常的2～3倍。两叶对称性均匀增大，边缘多规则，内部回声为密集细小光点，低中等强度，光点分布均匀或不均匀，一般无结节。典型者CDFI为"甲状腺火海"样特征，即在收缩、舒张期均见许多散在性搏动性彩色的高速和低速血流。单纯性甲状腺肿早期内部回声可类似正常，后期发生退行性变可形成多个薄壁的液性暗区。结节性甲状腺肿两叶不规则增大，不对称。呈有不甚完整包膜的分界清楚的大小不一的增强光或低回声区，结节之间可见散在性点线状回声，部分结节退行性变可有不同的相应表现。典型者CDFI为缺乏血流信号。亚甲炎内部回声早期呈均质稀疏弱光点，后期则不均质。亚甲炎的特征为假性囊肿征，也称"冲洗过"征，是由于甲状腺功能减退和严重的滤泡退化变性所致，呈疑为囊肿的低回声带。随治疗的好转，假性囊肿征逐渐减少，痊愈后消失。其可以很好地反映治愈过程，成为类固醇激素减量和停药的良好指标。此外，超声法还可预测Creeping现象（伴有疼痛的硬结向对侧移动的现象）的程度。桥本氏甲状腺炎回声较正常减少，呈不均匀的弱光点和多个小低回声区，无周围浸润。当合并甲状腺瘤时，可见相应的变化。滤泡性腺瘤以低回声和等回声为多，高回声则少见。甲状腺囊肿多为单发，呈圆形或椭圆形无回声区，轮廓清晰，有完整的囊壁回声，后方回声增强。甲状腺癌内部为实质不均匀回声，边缘多不规则，后部回声多衰减，有时可见到邻近组织受侵犯征象。

（2）甲状旁腺：腺瘤在甲状腺后缘可见一低回声区，包膜完整而菲薄，边界清楚，内部为弥漫性低回声，不均质，合并出血、坏死、囊变时可出现无回声区。甲状旁腺增生呈等回声、低回声或稍强回声，分布均匀，无囊变。甲状旁腺癌呈分叶状，圆形或椭圆形实质性低回声肿块，常浸润包膜，边缘不清，内部回声不均匀，后方有衰减，囊变呈液性暗区。旁腺囊肿均呈薄壁的囊性结构。

（3）肾上腺：囊肿呈圆形或椭圆形的无回声区，囊壁薄，后方回声增强。柯兴皮质腺瘤及醛固酮瘤均为低回声，一般前者较大 2～3cm，后者较小 1cm 左右。皮质腺癌体积较大，6～8cm，但早期可以较小，内部回声中等，常不均匀。嗜铬细胞瘤仅次于皮质腺癌，多数为 4～5cm，形态为圆形或椭圆形，边界回声高，呈明亮的光带，内部为均匀的中等回声。实质肿瘤内常有囊性区和不规则液性区。肾上腺结核出现形态不规则的低回声区，若结核钙化则呈不规则的强回声伴有声影。神经母细胞瘤内部回声不均匀，在低回声区间有高回声光斑。肾上腺肉瘤呈圆形或椭圆形低回声区或中等回声区，内部往往有出血，呈不规则无回声区。

（4）胰腺：慢性胰腺炎胰腺轻度或局限性肿大，内部回声多数增强，分布不均，呈条状或带状，炎症局部或周围出现无回声区，表示有假性囊肿形成。囊肿时局部可见一无回声区，边界光滑，整齐，多呈圆形，亦可呈分叶状。后方回声增强，其侧方可见声影。胰岛素瘤常位于体尾部，大小 1cm 者，可见边界整齐、质地均匀而光滑，内部呈均匀、稀疏的低回声点。胰腺癌多呈局限性肿大，边界不清，向周围组织呈蟹足样浸润，内部呈低回声，中间有散在不均质光点，后方呈实性衰减。

4．内分泌疾病的 CT 检查

（1）垂体：腺瘤患者骨窗观察示蝶鞍增大，鞍背变薄、倾斜和破坏。瘤体增大，突入蝶窦的部分在窦内形成一软组织密度肿块，边缘光滑。突入鞍上池的部分多呈圆形，密度略高于正常脑部组织，GH 腺瘤的密度尤其更高。发生脑卒中时，腺瘤内因出血而呈高密度区，其后由于出血液化、吸收而逐渐变为低密度区。检查微腺瘤需行直接冠状增强 CT 检查。腺瘤可有不同强化类型，多数强化程度低于邻近正常腺体，而表现为局限性低密度区，少数呈均一高密度强化或不均一强化。垂体增生，腺体普遍性增大，高径增加，上缘上突，鞍底骨吸收，无腺体内异常密度区。囊肿则为垂体内低密度病变。

（2）甲状腺：CT 对甲状腺病变并非首选检查方法，但对甲状腺癌范围的估计及胸内甲状腺肿的诊断有较大价值。甲状腺癌患者，CT 造影增强检查可发现无强化的颈部转移性增大淋巴结，以此为依据可以确定手术范围。头部及胸部 CT 检查可以发现甲状腺癌的颅内转移和肺转移。此外，CT 检查对多发内分泌肿瘤的诊断也有重要价值。对于胸内甲状腺肿，冠状影像重建图像可以清楚地显示颈部甲状腺与胸内甲状腺的连续性。当胸内甲状腺肿无功能时，同位素扫描无异常发现，而CT 检查却可以显示其存在。

（3）甲状旁腺：腺瘤表现为甲状腺后方软组织密度病变，呈圆形或卵圆形。静脉造影增强检查有明显强化，但密度仍低于邻近强化的甲状腺及颈部大血管。甲状旁腺增生为多个腺体增大，CT 检查双侧甲状旁腺增大，双侧甲状腺后方的气管-食管旁沟消失。旁腺囊肿表现为低密度无强化肿块。

（4）肾上腺：嗜铬细胞瘤表现为圆形或卵圆形肿块，较大，一般 2～5cm，大者可达 10cm 以上。肿瘤密度均一，静脉造影增强检查，实体部分明显强化，中心低密度区无强化。CT 检查在肾上腺结核早期即能够发现 X 线片难以发现的钙化。干酪化期，肾上腺增大，形态不规则，内有低密度区，钙化可位于低密度区周边或中心。肾上腺囊肿呈边缘光滑、锐利的水样密度肿块，圆形或卵圆形，造影增强检查无强化。

5. 内分泌疾病的磁共振成像（MRI）检查

（1）垂体：MRI 善于显示突出蝶鞍的垂体大腺瘤，能清晰分辨瘤体与视神经、视交叉与视束的关系。MRI 的主要表现为蝶鞍内肿块，该肿块使蝶鞍扩大、变薄与破坏，向上突入鞍上池，向下突入窦。实性垂体大腺瘤的值 T_1、T_2 值、氢质子密度与脑组织相等，在 T_2 与质子密度加权像上等信号。内部囊变与坏死区呈长 T_1 与长 T_2，在 T_1 加权像上呈低信号，在 T_2 加权像上呈高信号。若侵入海绵窦则颈内动脉受压移位，其下方静脉间隙消失，Mechel 腔消失，海绵窦向外侧膨出。多数垂体微腺瘤在高声强 MRI 扫描中呈典型的长 T_1 与长 T_2 异常信号，在 T_1 加权像上呈局灶性低信号，在 T_2 加权像上呈局灶性高信号，以矢状与冠状面 T_1 加权像最清晰。冠状面显示垂体局限性上凸，垂体柄移位，鞍底向下膨隆。值得注意的是，对垂体微腺瘤的定位，CT 或 MRI 都还有争议。因此，应结合临床考虑。丘脑下部错构瘤 MRI 表现为灰结节连结一个下垂蘑菇状肿物，在矢状面上边界清楚，轮廓分明，T_1 值与 T_2 值均呈等信号，钙化斑呈黑色无信号。MRI 对颅咽管瘤的定性诊断不如 CT，其诊断颅咽管瘤的主要证据是位于鞍上区的囊性肿物。

（2）甲状腺、肾上腺、甲状旁腺：MRI 由于检查时间较长，费用昂贵，在以上腺体检查中并不常用。但 MRI 有其独特优点，应根据病情合理使用。MRI 对甲状腺的检查主要为胸骨下甲状腺部位的确定。在肾上腺疾病的诊断中，MRI 主要用于嗜铬细胞瘤的定性诊断，肾上腺外嗜铬细胞瘤的检出和转移瘤、无功能性腺瘤的诊断。MRI 对异位甲状旁腺，特别是胸腔入口处甲状旁腺的诊断有特殊的价值。

6. 内分泌疾病的核医学检查

（1）甲状腺显像：由于有功能的甲状腺组织能够选择性的浓缩 [131]BI 或 [99]mTC-高锝酸盐，因此，口服或静脉注射上述物质一定时间后，通过核医学显像装置就可以获得甲状腺位置、形态及放射性分布状态的资料。

正常相：位于颈前正中，正面呈蝴蝶状，分左右两叶，叶间有峡部相连。每一叶上下长 3～5.5cm，宽 2.5cm，右叶常略大于左叶，位置也稍高于左叶。有人峡部可缺如。正常甲状腺内放射分布变异很大，60%～85%的正常甲状腺两叶放射性分布均匀，20%～30%显示放射分布不均匀，少数显示局限性稀疏缺陷区。

异位甲状腺的诊断：本法有独特价值，当正常甲状腺部位不见显影，而在其他位置出现影像，即可诊断为异位甲状腺。异位甲状腺多发生于胸骨后、舌根部或舌骨下，影像呈团块状。有时，由于胸内的甲状腺无功能亦可不显影。

弥漫性甲状腺肿大：单纯性甲状腺肿吸 ^{131}I 接近正常水平，腺体内放射性分布较均匀。结节性甲状腺肿因多个大小不等结节吸 ^{131}I 功能很不一致，放射性分布不均。甲亢腺体吸 ^{131}I 功能良好，放射性分布均匀。

甲状腺结节功能状态的判定：热结节浓 ^{99}MtCO$_4$ 功能高于正常甲状腺组织，表现为结节处放射性密度明显高于周围正常组织，热结节常见于自主性高功能甲状腺腺瘤。单发热结节需与非自主性热结节或甲状腺先天性一叶缺损或局部甲状腺组织增生相鉴别。温结节是指甲状腺结节聚集放射性碘的能力与正常甲状腺相似。温结节常见于甲状腺腺瘤、甲状腺癌、桥本甲腺炎等。结节完全无浓集放射性碘的功能者为冷结节，明显低于正常甲状腺组织者称为凉结节。冷结节、凉结节常见于甲状腺癌、甲状腺囊肿、甲状腺腺瘤、亚甲炎等。

（2）肾上腺扫描：两侧肾上腺影像增大，放射性浓度增高，常见于两侧肾上腺皮质增生。两侧显影，常见于两侧肾上腺皮质增生。单侧显影，常见于皮质功能亢进性腺瘤。地塞米松抑制试验，两侧均受抑制，常见于增生；一侧受抑制明显，另一侧可能为腺瘤。肾上腺一侧不显影，另一侧影像增大、移位、变形，异常侧发生嗜铬细胞瘤可能性大。

（3）甲状旁腺扫描：正常的甲状腺放射性密度分布均匀。颈部扫描图出现局限性放射性密度增高的热区，常见于甲状旁腺腺瘤。

（4）胰腺扫描：胰腺摄取扫描剂降低，或呈节段性及区域性缺损，常见于胰腺癌。局限性缺损也常见于胰升血糖素瘤。功能性胰岛细胞瘤摄取 75Se-蛋氨酸增高。多数 1 型糖尿患者胰腺扫描异常，表现为摄取 75Se-蛋氨酸降低。

（三）内分泌病因学检查

1. 抗体测定

桥本甲状腺炎 40%～60%甲状腺球蛋白抗体（TGA）阳性，Graves 病 10%～30%阳性，结节性甲状腺肿及甲状腺肿瘤 TGA 为弱阳性或阴性。对于甲状腺微粒体抗体（TMA），桥本甲状腺炎及 Graves 病阳性率分别为 60%～80%和 30%～60%。亚甲炎 TMA 可低度阳性。TGA、TMA 阳性者，停用抗甲药后复发率较高。IDDM 患者在发病初期，60%～90%可查出胰岛细胞抗体（ICA），随着病程迁延，ICA 出现频率降低。血清抗精子抗体、抗卵子透明带抗体常用于性腺疾病的测检，其他如抗核抗体（ANA）、抗核糖核酸抗体（HKA）、抗线粒体抗体（AMA）等，在内分泌代谢病及其合并、并发症的诊断中也常应用。

2. 染色体分析

显微镜核型分析时先是计数染色体数目，然后找出 A、B、D、G、E 及 F 群染色体，剩下便是 C 群染色体。再逐一分析 1～3 号，4～5 号、13～15 号、16 号，21～22 号及 X、Y 染色体。一般患者分析 10～15 个良好的中期细胞。如发现异常，则应增加分析细胞的数目。显微镜相片核型分析是一流行的分析方法。在分析时，同一个中期细胞需要一式两份的照片，将照片上放大的染色体一一剪下，按丹佛系统命名制排列编号，然后进行分析。

正常女性体细胞的性染色体为 XX，其中 1 个失去活性可被深染，称为 X 染色质。正常男性体细胞的性染色体为 XY，因 X 染色体有生物活性不能被染色。X 染色质阳性说明细胞内有失去活性的 X 染色体。若细胞核内出现几个 X 染色质，表示该细胞存在几个失去活性的 X 染色体，常见于超雌综合征（XXX 综合征）。

3．甲状腺细针抽吸细胞学检查

桥本甲状腺炎细胞学所见：大量淋巴细胞和嗜酸性变性的滤泡上皮细胞（Harthle 细胞）。亚甲炎细胞学为：成群的类上皮细胞、多核巨细胞、巨噬细胞不一定都出现，只要具备其中一项或两项，结合临床就可判定。急性化脓性甲状腺炎细胞学为脓性炎症改变。Graves 病细胞学特点为滤泡细胞数量多，胞质丰富，滤泡细胞呈柱状。乳头状癌和滤泡状腺癌细胞学所见滤泡细胞明显增大，大小不一，核质比例失调，细胞排列紊乱。甲状腺髓样癌涂片见大量形态单一，大小、染色一致的椭圆形、多边形瘤细胞，异形性较滤泡状癌为低。未分化癌可见大量分散的滤泡上皮细胞，核大小、形态极不规则，核仁明显，核内可见空泡。甲状腺腺瘤涂片所见滤泡上皮细胞数量较多，排列有序，细胞极相存在，形态近似正常细胞。胶样型腺瘤可含大量胶质。甲状腺囊肿涂片主要为增生滤泡退变，形成泡沫细胞即囊肿细胞。

六、诊断原则

内分泌疾病表现隐匿复杂，要做出正确的诊断，必须依靠详尽的病史，完整的查体和必要的实验室检查。

（一）病史和体征检查

病史和体征检查的重要性并不亚于昂贵的实验室检查。下丘脑与营养摄取、水钠平衡、睡眠、情绪变化等有直接关系。下丘脑及其他内分泌腺体发生病变影响到下丘脑功能时，会出现饮食、饮水、睡眠、精神方面的症状。但有时这些症状仅仅出现在某一方面，表现又特别轻微，不易与正常区别开来，作为一名内分泌科的医生，对此应有充分的警惕。内分泌的一些症状涉及隐私问题，例如性欲、性欲高潮、阳痿等。受传统文化的影响，患者对这些症状的询问往往遮遮掩掩难以启齿。对此，医生应注意询问方式，充分尊重患者，态度庄重，并有足够的耐心。

激素作用的广泛性使内分泌征象表现出多种多样又隐匿难查。甲亢的特殊类型达 20 多种，皮质醇增多症也有十几种之多。老年患者可能以原因不明的房颤无法解释的心动过速为其甲亢的唯一表现，有报道称甲减患者仅仅表现为乳溢，甲减常常被误诊为"老年性痴呆"，嗜铬细胞瘤有时被诊断为"癫痫"。还应指出，全身乏力和易患感冒，可能是提示阿狄森病的仅有线索。糖尿病的典型表现是三多（多食、多饮、多尿）一少（消瘦），但多数糖尿病患者并不出现三多一少。单纯性肥胖血皮质醇也有所升高，有时很难与库欣综合征相区别。患甲状腺病的妇女可发生月经紊乱，但有月经量少、经期延长的患者，绝大多数显然没有任何类型的甲状腺病。

综上所述，内分泌代谢疾病涉及多系统多器官多组织，一种内分泌代谢病几乎可能出现任何症状。反过来，全身各系统各器官各组织的任何一个症状又可能是任何内分泌代谢病的唯一临床表现。因此，在临床上，医生既要注重探索隐匿性内分泌代谢疾病，又要重视排除内分泌代谢病。尽管内分泌代谢病症状及体征隐匿，但只要注意详细询问病史及认真查体，多数患者还是可以做出早期诊断的。

（二）功能诊断

激素分泌异常及代谢的紊乱都可以引起功能紊乱，因此，应根据病史及体征所获得的线索，进行相关功能检查，以确定其是否有无异常。

1．激素分泌异常

血中激素水平升高或降低。升高常见于功能亢进，降低常见于功能减退。尿中激素代谢产物排出异常增加或减低及激素分泌的昼夜周期性节律改变均可提示功能异常。

2．代谢异常

代谢异常表现在血、体液及尿液中电解质的高低以及血脂、血尿素氮、血肌酐、血气分析与基础代谢率的变化上。

3．功能试验

（1）兴奋试验：是利用垂体前叶对周围腺体的兴奋作用，以了解周围腺体的储备功能。主要用于内分泌腺功能减退的诊断，常用的有 TRH、ACTH 兴奋试验等。

（2）抑制试验：主要用来了解内分泌腺有无功能亢进，并判断其位置的一种诊断方法。常用的有 T3 抑制试验及小剂量、大剂量地塞米松抑制试验等。

（3）激发试验：是利用一些药物对内分泌腺兴奋作用，激发其释放相应激素以了解其储备功能。常用的有胰岛素释放试验、灭吐灵试验等。

（4）拮抗试验：是利用一些药物对激素效能的阻断作用来协助内分泌功能紊乱的一种诊断方法。常用的有安体舒通试验、苄胺唑啉试验。

（5）负荷试验：短时间内快速给予某种物质以观察其反应状态。常用的有钾、钠负荷试验及水负荷试验等。

（6）耐量试验：在一定时间内禁止某物质的摄入以观察机体反应状态。常用的有禁水试验、限钠试验等。

（7）核医学检查：常用的有甲状腺摄 ^{131}I 或 $^{99m}TC\ O_4^-$ 试验、受体数量及亲和力的核素检测及内分泌腺的核素扫描。

（三）病位诊断

影像诊断在内分泌代谢病的定位诊断中具有决定性的作用。X 线检查可以了解蝶鞍的形态变化、判断骨龄及各腺体有无钙化。超声常用于甲状腺、肾上腺、甲状旁腺、胰腺及性腺的检查，不仅能够判断腺体形态变化，还可以了解血流情况。CT 对内分泌系统增生和肿瘤的定位诊断极有帮助，MRI 使内分泌系统肿瘤诊断的准确率和早期发现率大为提高。核医学不仅能显示腺体形态，而且还可显示其功能变化，在内分泌代谢病诊断上有独特的价值。

（四）病因诊断

许多内分泌代谢病乃机体免疫紊乱所致，因此检测某些抗体对诊断很有帮助，常用的有抗甲状腺球蛋白抗体、抗甲状腺微粒体抗体、抗胰岛细胞抗体等的检测。内分泌代谢病常用的病因检查还有受体检测、细胞染色体核型分析等。近年来，检测遗传物 DNA、RNA 异常的 PCR 技术也渐渐应用于临床。

总之，对于内分泌代谢病，应首先询问病史并详细检查体征，以便获得进一步检查的线索。在此基础上再进行功能检查，以确定有无功能异常，最后确定病位及可能的病因。

第三节　常用辨证方法

辨证是在望、闻、问、切四诊所得临床资料上，进行综合、归纳分析，然后概括为某病证。辨证是论治的基础，是中医学的基本特点之一。辨证应用于内分泌代谢病的诊断，常用的方法有八纲辨证、卫气营血辨证、三焦辨证、气血津液辨证、脏腑辨证、经络辨证等。

一、八纲辨证

八纲即阴阳、表里、寒热、虚实。八纲辨证是通过四诊，掌握辨证资料之后，根据病性病位及正气盛衰，归纳为以上八类证候。八纲辨证是分析疾病共性的辨证方法，是内分泌代谢病辨证的总纲。

1. 阴阳

阴阳是八纲辨证的总纲。凡符合阴的一般属性的证候，称为阴证，如里证、寒证、虚证皆属阴证。凡符合阳的一般属性的证候称为阳证，如表证、热证、实证。阴证表现为面色暗淡、精神萎靡、形寒肢冷，语声低怯，小便清长，脉弱无力。阳证则见面色偏红，发热，躁动不安，呼吸气促，大便秘结，舌质红绛，脉洪大有力。

2. 表里

表里是辨别疾病病位内外和病势深浅的两个纲领。表证是指六淫邪气经皮毛口鼻侵入时所产生的证候，表现为发热恶寒、头身痛、舌苔薄白、脉浮。里证是疾病深入于脏腑、气血、精髓的一类证候，常表现为壮热、烦渴、神昏、腹痛、便秘、舌苔黄、脉沉等。

3. 寒热

寒热是辨别疾病性质的两个纲领。寒证与热证反映机体阴阳的偏盛与偏衰，阴盛或阳虚表现为寒证，阳盛或阴虚表现为热证。寒证是感受寒邪，或阴盛阳虚所表现的证候。寒证常表现为恶寒喜暖，面色㿠白，肢冷倦卧口淡不渴，反应迟钝，行动缓慢，小便清长，大便稀溏，舌淡苔白，脉迟或紧。热证是感受热邪，或阳盛阴虚，人体功能活动亢奋所表现的证候，热证常表现为发热，恶热喜冷，口渴喜冷饮，面红目赤，烦躁不安，小便短赤，大便干结，舌红苔黄而干燥，脉数。

4. 虚实

虚实是辨别邪正盛衰的两个纲领，虚指正气不足，实指邪气盛实。虚证是对人体正气虚弱各种临床表现的病理概括。虚证常表现为面色苍白或萎黄，精神不振，身疲乏力，心悸气短，形寒肢冷，自汗盗汗，大便滑脱，小便失禁，舌淡胖嫩，脉弱无力；或五心烦热，消瘦乏力，口咽干燥，舌红少苔，脉细数。实证是对人体感受外邪，或体内病理产物蓄积而产生的各种临床表现的病理概括。实证常表现为发热，胸闷烦躁，皮肤发红，头痛身痛，小便黄赤，大便秘结，目珠突出，舌质苍老，舌苔厚腻，脉实有力。

二、病因辨证

病因是引起疾病发生的原因。病因多种多样，中医学将其分为六淫、七情、饮食劳逸以及外伤等。病因辨证就是通过分析患者的病态反应，根据各种病因的致病特点，来推求病因所在，也即辨证求因。

1. 六淫

六淫包括风、寒、暑、湿、燥、火六者；六淫为病常见发热恶寒或恶风，头痛，苔薄白，脉浮。风邪发病迅速，消退也快，常游走不定。寒邪可引起手足拘急，四肢厥冷。暑邪为病则汗出不止，口渴多饮。湿邪致病首如裹，遍身不适。燥邪为病常见咽干鼻躁。火邪多壮热口渴。

2. 七情

七情即喜、怒、忧、思、悲、恐、惊。七情致病主要表现在阴阳气血的变化，并能直接伤及五脏，表现出五脏证候。心神不安，举止失常，语无伦次多为喜伤。面红目赤，神昏暴厥常为怒伤。精神抑郁，闷闷不乐为忧伤。怔忡健忘，眠差形瘦为思伤。面色惨淡，哭哭啼啼为悲伤。恐伤则惊惕不安。惊伤可见情绪不宁，甚则神志错乱，语言举止失常。

3. 饮食劳倦

饮食所伤常见胃脘胀闷，吞酸嗳腐，恶闻食臭，饮食不佳，腹痛泄泻。过劳倦怠乏力，过逸则体胖行动不便。房室所伤常见男子阳痿，女子宫冷不孕，腰酸腿软，梦遗滑精。

三、气血津液辨证

气血津液是脏腑功能活动的物质基础，气血津液辨证是运用气血津液理论分析其病变，辨别其所反映的不同证候。

1. 气病辨证

气虚证是脏腑组织功能减退所表现的证候，常表现为少气懒言、神疲乏力、头晕目眩、脉弱无力。气陷证是气虚无力升举反而下陷的证候，常表现为头晕目眩、少气倦怠、胃下垂等。气滞证是气的运行不畅阻滞于某一部位所致的证候，常表现为胀闷、疼痛。气逆是气机升降失常逆而向上所致的证候，常表现为头痛、眩晕、昏厥、呕血、喘息、呃逆、恶心呕吐等。

2. 血病辨证

血虚证是血液亏虚不足，全身虚弱的证候，常表现为面色苍白或萎黄、唇甲不荣、头晕眼花、心悸失眠、手足麻木、脉细无力。血瘀证是由瘀血内阻引起的病变，临床表现痛处固定，如针刺刀割、拒按；全身可见面色黧黑、肌肤甲错、口唇爪甲紫暗、舌质有淤点淤斑、脉细涩。血热证是火热炽盛迫血妄行所致的证候，常见吐血衄血、咳血尿血等。

3. 津液辨证

津液不足证是由于津亏液少，全身或某些脏腑组织器官失其濡润滋养而出现的证候，常表现为口咽干燥、皮肤干枯无泽、小便短少、大便干结、舌红少津。水液停聚证是水液输布排泄障碍，停留于体内所致的水肿、痰饮等证。水肿性质属实者多称为阳水，表现为头面浮肿，一般从眼睑开始，继而遍及全身，小便短少，皮肤薄而光亮。水肿属虚者称为阴水，常表现为腰以下肿甚，按之凹陷不起，小便短少，面色㿠白，腰膝酸软，畏寒肢冷。痰证是水液凝结停聚于体内所致病证，常表现为胸闷脘痞、瘿瘤、肿瘤等。饮证是水饮质地清稀停于体内所致病证，常表现为悬饮、溢饮、痰饮、支饮等。

四、卫气营血辨证

卫气营血辨证是在伤寒六经辨证的基础上发展起来的针对外感温热病的一种辨证方法。卫分证候是温热病邪侵犯肌表卫气功能失常所表现的证候，常见于外感温热病的初期。气分证候是邪入脏腑，正盛邪实，正邪相争，阳热亢盛的里热证。营分证候是温热病邪内陷的深重阶段，以营阴受损、心神被扰为特点。血分证候是卫气营血病变的最后阶段，以耗血、动血、阴伤、动风为特征。卫气营血辨证仅用于内分泌代谢病合并外感温热病时，并不常用。

五、三焦辨证

三焦辨证是温病辨证的方法之一，着重阐述三焦所属脏腑在温病过程中的病理变化，证候特点及其传变规律。如同卫气营血辨证一样，三焦辨证在内分泌代谢病中应用很少，仅仅偶尔应用于其合并外感温病时。上焦病证常表现为微恶风寒、身热自汗、午后热甚，邪入心包则见神昏谵语。中焦病证面目俱黄、腹满便秘、口干咽燥、苔黄焦黑、脉沉涩，或面色淡黄、头胀身重、身热不扬，脉濡数。下焦病证身热面赤，神倦耳聋，手足瘛动，舌绛苔少，脉微欲绝。

六、脏腑辨证

脏腑辨证是根据脏腑的生理病理表现，判断疾病证候的一种方法，是内分泌代谢病辨证的重点。

心病的共有症状为心悸、精神情志异常。心气虚则神疲乏力，阳虚面色㿠白，血虚则头目眩晕，阴虚五心烦热。心火亢盛口舌生疮，小便短赤，心脉痹阻，胸闷疼痛。肺病常见咳嗽气喘。肺气虚则咳喘无力，阴虚形瘦颧红，午后潮热。痰湿阻肺咳嗽痰多，外邪犯肺兼见表证。脾胃病变纳食减少，腹部不适。气虚兼见少气倦怠、大便溏薄；阳虚兼见腹痛喜温喜按。血证可见便血、尿血、肌衄等。湿邪困脾可出现脘腹痞闷。胃部疾患常有胃痛，虚则隐隐作痛，食滞胀痛，寒喜热饮，热喜冷饮。肝病多见胸胁少腹胀痛，胆病常见口苦发黄。肝气郁结胀闷窜痛，肝火上炎头痛目赤。肝血虚则头晕耳鸣，面色无华。肝阳上亢眩晕耳鸣，头目胀痛。肝风内动，手抖肢颤，步履不正。肝胆湿热常身目俱黄。肾阳虚腰膝酸软，畏寒肢冷，阴虚形瘦盗汗，五心烦热，舌红少津。肾精不足，小儿呆小，成人早衰。肾气不固小便频数，尿有余沥。肾不纳气呼多吸少，动则喘息。膀胱湿热常见尿频尿急。

七、经络辨证

人体经络内联脏腑，外络肢体，根据其特点，可以判明其所属经络病位。太阴肺经病证咳喘胸闷，缺盆疼痛。阳明大肠经病证齿痛，颈肿，目黄，大指次指不用。胃经病证发热前身较甚，循乳部、气街、股、伏兔、胫外廉、足面皆痛。太阳脾经病变舌本强，食则呕。少阴心经有病心痛，太阳小肠经病变则嗌痛颔肿。足太阳膀胱经病证为寒热、鼻塞、头痛。足少阴肾经证饥不欲食，面如漆柴，嗜卧。心包经病证手心热、心中惊惕。手少阳三焦经耳聋、心胁痛。足少阳胆经病证口苦、善太息。足厥阴经病变可见妇人少腹肿。任脉为病男子疝气，女子带下瘕聚。

八、辨证与辨病相结合

辨病的病是指西医的病，所谓辨病是指将问诊、查体及实验室检查所得资料，进行全面综合分析，对病因、病理解剖和病理生理异常加以思考判断，最后得出正确的诊断。在做出西医病名诊断的基础上再进行辨证,以病带证,辨病在先,辨证在后。这样做既利用了现代医学先进的诊断方法,又发挥了中医古老方法的特长,使二者相得益彰。

第四节 内分泌代谢病常见症状的中医鉴别诊断

一、发热

发热包括外感发热和内伤发热。外感发热,由感受外邪而发,体温较高,多为中度发热或高热,发病急,病程短,热势重,常见其他外感热病之兼症,如恶寒、口渴、面赤、舌红苔黄、脉数,多为实证;内伤发热,由脏腑之阴阳气血失调,郁而化热,热势高低不一,常呈低热而见间歇,发病缓,病程长,数周、数月乃至数年,多伴有内伤久病虚性证候,如形体消瘦、面色少华、短气乏力、倦怠纳差、舌质淡、脉数无力,多为虚证或虚实夹杂证候。内分泌代谢疾病中常见的是内伤发热,下面就内伤发热进行鉴别诊断。

1. 概念

内伤发热是指内伤为病因,脏腑功能失调,气血阴阳亏虚为基本病机的以发热为主的病证。一般起病较缓,病程较长。或有反复发热的病史。临床多表现为低热,但有时也可以是高热,亦有少数患者自觉发热或五心烦热而体温并不升高。常见于甲状腺功能亢进症、急性肾上腺上皮质功能减退症等内分泌代谢疾病。

2. 鉴别诊断

(1)气郁发热:发热多为低热或潮热,热势常随情绪波动而起伏,精神抑郁,胸胁胀满,烦躁易怒,口干而苦,纳食减少,舌红,苔黄,脉弦数。本证多因情志抑郁,肝气不能条达,气郁化火而发热;或因恼怒过度,肝火内盛,以致发热。治宜疏肝理气、解郁泻热,方选丹栀逍遥散。

(2)血瘀发热:午后或夜晚发热,或自觉身体某些部位发热,口燥咽干,但不多饮,肢体或躯干有固定痛处或肿块,面色萎黄或晦暗,舌质青紫或有淤点、淤斑,脉弦或涩。本证多因情志、劳倦、外伤等原因导致瘀血,瘀血阻滞经络,气血运行不畅,壅遏不通,因而引起发热。治宜活血化瘀,方选血府逐瘀汤。

(3)湿郁发热:低热,午后热甚,胸闷脘痞,全身重着,不思饮食,渴不欲饮,呕恶,大便稀薄或黏滞不爽,舌苔白腻或黄腻,脉濡数。本证多因饮食失调、忧思气结等使脾胃受损、运化失职,以致湿邪内生,郁而化热,进而引起内伤发热。治宜利湿清热,方选三仁汤。

(4)气虚发热:发热,热势或低或高,常在劳累后发作或加剧,倦怠乏力,气短懒言,自汗,易于感冒,食少便溏,舌质淡,苔白薄,脉细弱。本证多因劳倦过度,饮食失调,或久病失于调理,以致中气不足,阴火内生而引起发热。治宜益气健脾,甘温除热。方选补中益气汤。

(5)血虚发热:发热,热势多为低热,头晕眼花,身倦乏力,心悸不宁,面白少华,唇甲色淡,舌质淡,脉细弱。本证多因久病心肝血虚,或脾虚不能生血,或长期慢性失血,以致血虚失于濡养。血本属阴,阴血不足,无以敛阳而引起发热。治宜益气养血,方选归脾汤。

(6)阴虚发热:午后潮热,或夜间发热,不欲近衣,手足心热,烦躁,少寐多梦,盗汗,口干咽燥，舌质红，或有裂纹，苔少甚至无苔，脉细数。本证多素体阴虚，或热病日久，耗伤阴液，或误用、过用温燥药物等，导致阴精亏虚，阴衰则阳盛，水不制火，阳气偏盛而引起发热。治宜滋阴清热，方选清骨散。

（7）阳虚发热：发热而欲近衣，形寒怯冷，四肢不温，少气赖言，头晕嗜卧，腰膝酸软，纳少便溏，面色㿠白，舌质淡胖，或有齿痕，苔白润，脉沉细无力。本证多因寒证日久，或久病气虚，气损及阳，或脾肾阳气亏虚，以致火不归原，虚阳外浮而引起发热。治宜补阳气、引火归元，方选金匮肾气丸。

内伤发热从机制分析可由一种也可由多种病因同时引起发热。如气郁血瘀、气阴两虚、气血两虚等。病机转化则久病往往由实转虚，由轻转重，其中以瘀血病久，损及气、血、阴、阳，分别兼见气血虚、阴虚或阳虚，而成为虚实兼夹之证的情况较为多见。其他如气郁发热日久，若热伤阴津，则转化为气郁阴虚之发热；气虚发热日久，病损及阳，阳气虚衰，则发展为阳虚发热。

二、消瘦

1. 概念

消瘦是指肌肉瘦削，体重过轻，甚则骨瘦如柴而言。在内分泌代谢疾病中，常见于甲状腺功能亢进、糖尿病、慢性肾上腺皮质功能减退症等病。

《内经》有"风消""脱肉"等记载。在其他医籍中又有"脱形""大肉消脱""羸瘦"等名称。

在正常生理状态下，人体的胖瘦有很大的差异，若形体较瘦，而精神饱满，面色红润，舌脉如常，身无所苦者，非病理变化，不属此例。

2. 鉴别诊断

（1）脾胃气虚：形体消瘦，食欲不振，食后腹胀，大便溏薄，倦怠乏力，少气懒言，面色萎黄。舌淡苔白，脉虚弱。本证由于后天失养或思虑过度，脾失健运，则精微不布，形体无以充养。治当健脾益气，方选四君子汤加味。

（2）气血虚弱：形体消瘦，面色萎黄无华，倦怠乏力，少气懒言，头晕目眩，心悸失眠，舌淡苔薄，脉细弱。本证由于劳倦内伤或病后失调，影响气血生化，气血不足，周身失养，治当益气养血，方选八珍汤化裁。

（3）肺阴不足：形体消瘦，干咳痰少，痰中带血，或咯血，口燥咽干，潮热盗汗，午后颧红，五心烦热，舌红少津，脉细数。本证由于久咳伤肺，或燥热犯肺等原因损伤肺津，肺阴亏损，阴津无以充养形体所致。治当养阴清肺，方选百合固金汤化裁。

（4）胃热炽盛：形体消瘦，口渴喜冷饮，多食善饥，心烦口臭，小便短赤，大便干结，舌质红，苔黄燥，脉弦数有力。本证由于过食辛热甘肥，或热邪入里，灼液伤津所致。治当清胃泻火，方选玉女煎化裁。

（5）肝火亢盛：形体消瘦，烦躁不安，性急易怒，头晕目眩，胁肋灼痛，口苦目赤，小便短赤，大便燥结，舌红苔黄，脉弦数。本证由于素体阴虚，或忧郁恼怒，气郁化火，营阴暗耗所致。治当清肝泻火养阴，方选龙胆泻肝汤合一贯煎化裁。

（6）虫积消瘦：形体消瘦，面色萎黄，胃脘嘈杂，脐腹疼痛，时作时止，食欲不振，或嗜食异物,大便溏薄,舌淡苔白,脉弱无力。本证由于饮食不洁,虫积腹中,胃中不和,脾运失司,影响气血化生及水谷津微的输布所致。治当安蛔驱虫,方选化虫丸加减。

消瘦一证虽为形体失养,但不可一概认为虚证,治当辨证求因,区分虚实。虚则补之,以滋气血生化之源;实则祛邪以安正,形体自充。

三、肥胖

1. 概念

肥胖是由于先天禀赋因素、过食肥甘以及久卧久坐、少劳等引起的以气虚痰湿偏盛为主,体重超过标准体重 20%以上,并多伴有头晕乏力、神疲懒言、稍动气短等症状的一类病证。若体态丰腴、面色红润、精神饱满、舌脉正常,查无疾病者,不属肥胖范畴。

肥胖症状多见于单纯性肥胖症、甲状腺功能减退症、柯兴综合征及垂体功能低下等内分泌代谢疾病。

2. 鉴别诊断

(1)胃肠积热:形体肥胖,消谷善饥,多食,脘腹胀满,面色红润,口干口苦,心烦头昏,胃脘灼痛嘈杂,得食则缓,大便秘结,舌红苔黄腻,脉弦滑。本证多由于过食辛辣及肥甘厚味,滋生湿热,停滞于胃肠,食欲亢进,过多水谷淤积,化为膏脂,继而积热中阻,导致脾气不升,腑气不降。治疗宜清胃泻火、佐以消导,方用小承气汤合保和丸。

(2)脾虚不运:肥胖壅肿,神疲乏力,身体困重,胸闷脘胀,四肢轻度浮肿,晨轻暮重或劳累后明显,饮食如常或偏少,小便不利,便溏或便秘,舌淡胖边有齿印,苔薄白或白腻,脉濡细。本证多由暴饮暴食损伤脾胃,"饮食自倍,肠胃乃伤",或久卧久坐,《内经》有"久卧伤气,久坐伤肉"之说,伤气则气虚,伤肉则脾虚。脾气虚弱,运化失司,水谷精微不能输布,水湿内停,形成肥胖浮肿。治宜健脾益气、渗利水湿,方用参苓白术散或加用防己黄芪汤。

(3)痰浊内盛:形盛体胖,肢体重著困倦,胸膈痞满,痰涎壅盛,头晕目眩,呕不欲食,口干而不欲饮,嗜食肥甘,神疲嗜卧,苔白腻或白滑,脉滑。本证多由饮食不节,损伤脾胃,水谷运化失司,湿浊停留体内,聚湿生痰或由于先天因素痰浊内盛,引起体重增加,变成肥胖。治宜燥湿化痰、理气消痞,方用导痰汤。

(4)脾肾阳虚:形体肥胖,颜面虚浮,神疲嗜卧,气短乏力,腹胀便溏,自汗气喘,动则更甚,畏寒肢冷,下肢浮肿,夜尿多,舌淡胖苔薄白,脉沉细。本证多由年老脾肾日亏,脾不能输布水谷精微及运化水湿,肾不能化气行水,致使湿浊停滞肌肤产生肥胖。治宜温补脾肾、利水化饮,方用真武汤合苓桂术甘汤。

(5)气滞血瘀:体形丰满,面色紫红或暗红,胸闷胁胀,心烦易怒,失眠,舌暗红或有淤点、淤斑,或舌下瘀筋,脉沉弦或涩。本证多由情志不遂,肝郁气滞,精微物质不能布达,痰积成膏脂,聚集体内,停于肌肤,发为肥胖;或久病气虚运血无力,或阳虚阴寒内生,血行涩滞,瘀血内生,常常也可形成肥胖。治宜活血祛瘀、行气散结,方用血府逐瘀汤。

肥胖的发生多与肝、脾、肾等脏有关,不仅可造成膏脂、痰浊、水湿停聚,也可使气机失畅,脉道不利,成为气滞或血瘀之变。故肥胖多脾肾之虚为本,湿痰血瘀之实为标,乃本虚标实之证。现代社会由于饮食结构及生活方式的变化,发病率有明显增加趋势,临床辨证多虚实夹杂,治疗除审证论治外，尚需调节饮食，参加适当的体力劳动和体育运动，采取综合治疗，方能奏效。

四、口渴

1．概念

口渴是指有饮水欲望，或需要饮水，或喝水不多甚至口干不欲饮。多见于甲状腺功能亢进症、糖尿病、尿崩症、柯兴综合征等内分泌代谢疾病。

口渴在古典医籍中有"口干""口燥""口舌干燥""思水""欲饮水""大渴"和"口渴"不尽相同。"口干""口燥"多指口中津液不足，不一定有饮水要求。

2．鉴别诊断

（1）热炽阳明：口渴饮冷，高热汗出，面红目赤，烦躁，或腹部胀满疼痛，大便秘结，小便黄赤，舌苔黄燥，甚至焦黑起芒刺，脉数或沉实有力。本证多因热邪入里，阳明气分大热，或成阳明腑实证。热炽阳明者：治宜清热泻火，方用白虎加入人参汤；阳明腑实者用大、小承气汤。

（2）热入营血：口渴，饮水不多，或不欲饮，午后热甚，烦躁谵语，或斑疹隐隐，舌质红绛或尖红起刺，脉象细数。本证因热入营血，虽觉口渴，但热邪煎灼体内津液上蒸，反不甚口渴。治当清营凉血，选用清营汤、犀角地黄汤等。

（3）湿热郁蒸：口渴，但不欲饮，或饮而不多，胸脘痞闷，纳呆，泛恶干呕，身热心烦，肢体倦怠，大便秘或溏而不爽，小溲黄赤，或见黄疸，舌苔黄腻，脉濡而数。本证多在湿温或暑湿中出现，但杂病中亦不少见，特别是湿热体质患者，复感外湿。热重于湿者，可用三仁汤、连朴饮；湿热并重者可用黄芩滑石汤、甘露消毒丹加减。

（4）水饮内停：口舌干燥而不欲饮，饮后不适，或水入则吐，头晕目眩，心下满或悸动，腹满身重，或肢体浮肿，小溲不利，舌淡胖边有齿痕，苔滑或腻，脉沉弦而滑。本证多因痰饮内阻，阳气不能布散，气化不利，津液不能上承所致。治拟温阳化饮，饮停心下者，苓桂术甘汤主之；饮停下焦者，可用五苓散。

（5）肺燥津伤：口渴咽干，鼻干唇燥，干咳无痰，心烦胁痛，肌肤干燥，大便干结，舌红苔薄而干，脉弦涩或细数。本证多因外感燥邪，或久咳肺津受损所致。治宜清肺润燥，方用清燥汤或清燥救肺汤。

（6）阴虚火旺：口干咽燥，夜间尤甚，虚烦失眠，头目眩晕，手足心热，或潮热骨蒸，舌红体瘦，苔薄，脉沉细而数。本证多因久病阴虚或热病伤阴所致。治宜养阴生津，方用六味地黄汤合增液汤。

总之，见有口渴的病证颇多，以上就其最常见的证候加以论述。临证时就应着重注意欲饮与否，饮多饮少，喜温喜凉，并可参合脉证舌苔，仔细分析。辨其在气、在血，阴亏、阳盛，是虚、是实以及何脏何腑，分别诊治，不可一概以里热论之。

五、心悸

1．概念

心悸是指心中急剧跳动，惊慌不安，不能自主的一种症状。

心悸一般分惊悸和怔忡两种。前者多因惊恐、恼怒所诱发，全身情况较好，病情较轻；后者并不因受惊，而自觉心悸不安，全身情况较差，病情较重。惊悸日久不愈亦可转为怔忡。《医学正传·怔忡惊悸健忘证》曰："夫所谓怔忡者，心中惕惕然动摇而不得安静，无时而作者是也。惊悸者，蓦然而跳跃惊动而有欲厥之状，有时而作者是也"。

心悸多见于甲状腺功能亢进症、甲状腺功能减退症等甲状腺疾病及慢性肾上腺皮质功能减退症、女性更年期综合征、糖尿病合并冠心病、席汉综合征等内分泌代谢疾病。

2. 鉴别诊断

（1）心气虚损：心悸不宁，面色㿠白，胸满少气，神疲乏力，口唇淡白，手足不温，自汗懒言，脉弱无力。

（2）心阳不振：心悸气短，少气无力，声低息短，胸中痞闷，入夜为甚，畏寒喜温，甚则肢厥，小便清长，大便不实，脉沉缓，舌质淡，苔白湿润。

上两者同属心虚证，病因大致相同。一般多由老年脏气衰弱，或因久病不复，或因过汗、过下损伤气血而成。二者共同症状为：心悸，短气，白汗，活动或劳累加重。其辨证要点：心气虚损心悸之主要脉症，除上述共同症状外，兼见面色㿠白，体倦乏力，舌质淡，舌体胖嫩，苔白，脉虚；心阳不振心悸之主要脉证，除上述共同症状外，兼见形寒肢冷，心胸憋闷，面色苍白，舌质淡或紫暗，脉微弱或结代。治法：前者宜养心益气兼安神定志，方用琥珀养心丹或养心汤；后者宜温补心阳，方用桂枝甘草龙骨牡蛎汤。

（3）心阴不足：心悸烦躁，头昏目眩，颧红耳鸣，口干咽痒，失眠多梦，低热盗汗，脉细数舌质红，少苔或光剥。

（4）心血不足：心悸怔忡，面色无华，心烦不寐，手足乏力，精神不振，唇淡爪白，脉细而弱，舌质淡，苔白薄。

上两者亦同属心虚证。病因亦大致相同，一般由于阴血化生之源不足，或续发于失血之后（如产后失血过多、崩漏、外伤出血等），亦可由于过度劳神，以致营血亏虚，阴精暗耗所引起。

二者的共同症状是心悸、心烦、易惊、失眠、健忘。其辨证要点：心阴不足心悸除上述症状外，兼见低热、盗汗、五心烦热、口干、舌红少津、脉细数；心血不足心悸除上述症状外，兼见眩晕、面色无华、唇舌色淡、脉细弱。治法：前者宜滋阴降火、宁心安神，方用定心汤或补元益阴汤；后者宜养心益血、安神定志，方用归脾汤或河车大造丸。

（5）惊恐扰心：心悸怔忡，惕而不安，多梦易醒，脉细数，舌质淡红，苔薄白。本证主要由于突然惊恐，"惊则气乱"以致心神不能自主，坐卧不安而生心悸；又"恐则气下"即所谓恐伤肾，精气虚怯，以致心悸不宁。治宜镇惊安神、补心扶虚，方用桂枝去芍药加蜀漆龙骨牡蛎救逆汤。

（6）心血瘀阻：心悸短气，胸闷胁痛，重则痛引肩臂，面唇紫暗，四肢逆冷，口干咽燥，脉涩结代，舌质青，或见淤点，或紫绛，苔白或黄。本证多由心气虚或心阳虚，血运无力所致；或七情过激，劳累受寒，以致血脉阻滞而形成心血瘀阻。治宜行气活血、化瘀通络，方用血府逐瘀汤或冠心Ⅱ号。

（7）痰火扰心：心悸烦躁，口舌糜烂疼痛，口苦咽干，头晕失眠，或吐血、衄血，脉滑数或弦数，舌尖红，舌苔黄或黄腻。本证多因情志之火内发，或六淫化火内郁，或因过食辛辣，过服温补药物所致。治宜清热豁痰、宁心安神，方用温胆汤或加味定志丸。

（8）水气凌心：心悸胸满，头目眩晕，小便短涩，舌质淡，苔白滑，脉沉弦。本证多由心阳虚而水饮上泛所致。治宜温阳散寒、利水消肿，方用真武汤加减。

心悸辨证，首先应注意辨别虚实。一般以虚证为主，实证则少见，但常因内虚而复加外因诱发，出现虚实并见之证。治疗一般多以补虚为主，祛邪为辅。虚证以益气、养血、滋阴、温阳为主，并可酌加宁心安神之药；实证则以清火化痰、行瘀镇惊为主。虚实兼夹者，当分清主次缓急，予以分门辨治。

六、眩晕

1. 概念

眩晕是指视物昏花旋转，如坐舟车之状，严重者张目即觉天旋地转，不能站立，胸中上泛呕恶，甚或仆倒。

本症在古代医籍中有多种名称。《素问》有"头眩""掉眩""徇蒙招尤"之称；《灵枢》称"眩冒""目眩"等；《金匮要略》有"冒眩""癫眩"之记载；《诸病源候论》称"风眩"；《圣惠方》称"头旋"；《三因方》称"眩晕"；《济生方》称"眩运"；清代以后，多称"眩晕"或"头晕"。

有将先眼花而致头晕者称"目眩"；先头晕而致眼花者称"巅眩"；头晕重而眼前发黑者称"眩冒"。头晕多见于内分泌性突眼症、糖尿病血管病变、胰岛素瘤、席汉综合征、原发性醛固酮增多症、慢性肾上腺皮质功能减退症等内分泌代谢疾病。

2. 鉴别诊断

（1）风火上扰：头晕胀痛，烦躁易怒，怒则晕痛加重，面赤耳鸣，少寐多梦，口干口苦，舌红苔黄，脉象弦数。本证多因平素阳盛火旺，肝阳上亢；或常有恼怒郁愤，气郁化火，耗伤肝阴，以致风阳内动，风火上扰所致。治宜清火熄风、平肝潜阳，方以天麻钩藤饮。

（2）阴虚阳亢：头晕，目涩，心烦失眠，多梦，或有盗汗，手足心热，口干，舌红少苔，或无苔，脉细数或细弦。本证多因平素肾阴不足，或热痛久病伤阴，阴津不足，水不涵木，以致肝阳上亢所致。治宜养阴平肝定眩，方用菊花芍药汤或杞菊地黄丸。

（3）心脾血虚：头晕眼花，劳心太过则加重，心悸神疲，气短乏力，失眠，纳少，面色不华，唇舌色淡，脉象细弱。本证多因劳心太过，思虑无穷，皆可伤及心脾，耗损气血；或大病大失血之后，亦令气血不屏，不能上荣头目。治宜补气血、益心脾，方用归脾汤。

（4）中气不足：头晕，喜卧，站立加重，劳力太过可致发病，倦怠懒言，少气无力，自汗纳减便溏，舌淡脉细。本证常由过度劳力，元气受伤；或平素脾胃虚弱，中气不足，清阳不升。治宜补中益气，方用补中益气汤主之。

（5）肾精不足：头晕耳鸣，精神萎靡，记忆减退，目花，腰膝酸软，遗精阳痿，舌质淡红，脉象沉细，尺部细弱。本证多因先天不足或年老肾精衰弱，或房劳过度，肾精亏耗，髓海不足。治宜补肾填精，方用左归丸。若肾中元阳不足，兼有畏寒肢冷，舌淡脉沉微者，应温补肾阳，方用右归丸主治。

（6）痰浊中阻：头晕头重，胸膈满闷，恶心呕吐，不思饮食，肢体沉重，或有嗜睡，舌苔白腻，脉象濡滑，或弦滑。本证多因饮食不节，损伤脾胃，脾失健运，水谷精微运化失常，湿聚生痰；痰湿中阻，清阳不升，浊阴不降。治宜祛痰化湿，方以半夏白术天麻汤。

总之，头晕一症，属虚者多，属实者少。如风火上扰头晕，虽为实证，往往伴有阴伤，可于清热熄风之中兼以养阴，不可概用苦寒清泻。痰浊中阻头晕属于实证，眩晕程度较重，伴有恶心呕吐，易与其他各证鉴别。

七、阳痿

1. 概念

阳痿是男性未过"八八"天癸为尽之年，阴茎不能勃起，或勃起不坚，或坚而不能持久，致使不能性交者。

《内经》中的《阴阳应象大论》《五常政大论》《邪气脏腑病形》等篇，以及《诸病源候论》等书称为"阴痿"。《灵枢·经筋》篇称："阴器不用""不起"。《和剂局方》称"阳事不举"。《景岳全书》称为"阳痿"。若因老年性功能减退，如《阴阳应象大论》所云："年六十，阴痿"，则为正常现象，不属病态。

阳痿多见于甲状腺功能减退症、糖尿病、慢性肾上腺皮质功能减退症、男性乳房发育症及男性更年期综合征等内分泌代谢疾病。

2. 鉴别诊断

（1）命门火衰：阳事不举，举而不坚，阴茎、睾丸自感寒冷，面色㿠白，精神不振，头晕耳鸣，健忘，纳少，腰膝酸软，畏寒肢冷，小便清长，夜尿频多，舌质淡可见齿痕，苔薄白，脉沉细无力。本证多因房室不节，精泄过多，损伤肾气，或先天禀赋不足，肾气本身虚弱，或久病、大病伤及于肾，而致肾气虚衰，始则肾阴亏损，继则阴损及阳，致命门火衰，精气虚冷，阳事不举。治宜温肾壮阳、益精养血，方选还少丹。

（2）心脾两亏：性欲淡漠，阳事不举或举而不坚，心悸怔忡，易惊惕，面色少华，气短乏力，少寐多梦，夜寐不宁，纳呆，便溏或稀薄。舌质淡润，苔薄白，脉细弱或结代。本证多因饮食不节，损伤脾胃，气血生化乏源，气血不足；或忧愁思虑耗伤心脾气血，致阳明冲脉空虚，宗筋失养而发为阳痿。治宜益气补血、健脾养心，方选十全大补汤。

（3）肝气郁结：阳事不举，情志抑郁，胸胁胀满，急躁易怒，善太息，口苦咽干或咽中有异物感，吞之不出，咽之不下，舌红或边见红点，舌苔薄白，脉弦数。本证多因情志不遂，忧郁恼怒，肝失疏泄条达，则宗筋所聚无能所致。治宜疏肝解郁、健脾和中，方选逍遥散。

（4）湿热下注：阴茎萎软不举，阴囊潮湿、臊臭，会阴、睾丸坠胀或酸胀不适，甚则睾丸肿痛，小便黄赤，大便黏滞，阴茎头部有浊液溢出，溺时刺痛灼热，腰膝酸软，肢体倦怠乏力，舌质红，苔黄腻，脉滑或濡数。本证多因过食肥甘，嗜酒无度，酿湿生热，或感受湿热之邪，湿热下注，宗筋受灼而弛纵，发为阳痿。治宜清利肝胆湿热，方选龙胆泻肝汤。

（5）惊恐内伤：惊恐之后阳事不举，或每性事即忆起前恐之事而发阳痿，平素胆怯多疑，闻声而恐，闻音而悸，眠而多梦、易醒，舌质淡，苔薄白，脉细弦尺部弱。本证多因突遭不测，或房室之中卒惊恐，惊则气乱，恐则气下；或心胆素虚，加之惊恐担忧不释，气机逆乱，肾气失司，作强不能，导致宗筋弛纵，阳事不举。治宜益肾宁神、解郁通阳，方选大补元煎加味。

（6）寒湿侵袭：阳事不举，或举而不坚，或坚而不久，阴器冷痛或坠胀痛，甚则阴囊、睾丸遇冷加重，阴毛稀疏，少腹胀痛，甚则胀痛牵及腹股沟及睾丸，舌淡苔白，脉弦或紧。本证多因坐卧湿地日久，或寒冷作业时间较长，寒湿侵袭肝经，滞留不去，肝气失疏，气血失布，宗筋拘急挛缩，失濡而不用；且寒伤肾脏，肾之温煦作用受损，亦致阳事不举。治宜温肾祛寒，方选温肾丸。

阳痿一症虚证居多而实证为少，实证易治而虚证难愈。虚证之中又以下焦元阳不足之阳痿为多，治宜温补肾阳，兼用养阴填精补血之品，以缓图功，方能取效。至于积思日久，精血内耗，导致心脾两虚之阳痿，则当补益心脾。湿热下注之实证，清泄湿热之剂不可久服，中病即止，否则易发生凉遏冰伏、阴寒内盛之弊。

八、月经不调

1. 概念

月经不调是指月经周期、经期、经量、经色、经质等的异常。其中包括月经先期、月经后期、月经先后不定期、月经过多、月经过少、经期延长、闭经等。

一般月经不调的鉴别是以月经的期、量、色、质、气味的异常和伴随月经周期出现的症状，结合舌脉为依据。

在内分泌代谢疾病中，常见于甲状腺功能亢进症或减退症、糖尿病、席汉综合征、柯兴综合征、原发性醛固酮增多症、单纯性肥胖、更年期综合征等病。

2. 鉴别诊断

（1）脾气虚弱：经期提前或先后不定期，经量过多或少，经期延长，经色淡红，质清晰，面色萎黄，神疲乏力，或倦怠嗜卧、气短懒言，小腹空坠，或纳少便溏，脘闷腹胀，舌质淡，苔薄白，脉细弱。本证多因脾气素弱，或久病之后，脾气亏虚，或饮食、劳倦、思虑损伤脾气，致气血生化不足，或中气虚弱，不能统血摄血。治宜补脾益气、摄血固冲，方选补中益气汤、归脾汤。

（2）脾肾阳虚：经期延后，量少或正常，色黯淡，质清稀，小腹冷痛，喜暖喜按，形寒肢冷，腰膝冷痛，或神疲乏力，倦卧多睡，或小便清长，大便溏薄，面色㿠白，舌淡胖嫩，脉弱无力。本证多因素体阳气虚弱；或久病伤阳；或房室不节，损伤肾阳，肾虚不能温煦脾阳，或脾阳先伤，穷而及肾，脾肾阳虚，阳虚不能温养脏腑，脏腑功能衰减，血的生化不足，运行迟滞，冲任不充所致。治宜温补脾肾调经，方选理中丸合右归丸。

（3）肾气亏虚：月经提前或先后不定期，经量或多或少，色淡，质清稀，精神不振，腰膝酸软，夜尿频，舌淡，苔白润，脉沉细。本证多因肾气未充或久病损伤肾气，使藏泄失司，冲任失调，血海蓄溢失常。治宜补肾气、固冲任，方选归肾丸或右归丸、左归丸加减。

（4）阴虚血热：月经提前，量少或正常（亦有量多者），经色深红、质稠，两颧潮红，手足心热，或潮热盗汗，心烦不寐，或咽干口燥，舌质红苔少，脉细数。本证多因素体阴虚，或失血伤阴，或久病失养，或多产房劳耗伤精血，以致阴液亏损，虚热内生，热扰冲任，经血失其固摄而妄溢，则月经先期而下。治宜滋阴、清热、固冲，方选两地汤。

（5）气血亏虚：月经周期延后，量少，甚至闭经，色淡红，质清，或小腹绵绵作痛，面色苍白或萎黄，头晕眼花，心悸失眠，或手足发麻，气短身倦，自汗恶风，唇舌淡白，脉细无力。本证多因脾胃素弱，化源不足，或大病久病后气血俱虚，冲任、胞脉失养所致。治宜益气养血调经，方选十全大补汤。

（6）气滞血瘀：月经周期提前，或经期延长，经量过多或少，淋漓不畅，色黯有块，小腹瘀痛拒按，血块排出后则疼痛减轻，胸胁、乳房作胀，有的可见皮下淤斑，或舌质黯红，或舌边有淤点，脉涩或弦涩。本证多因素体抑郁，复伤情志，肝气更为抑郁，郁则气滞，气滞血亦滞，血海气机不利，或经产余血未尽，复伤六淫七情，致伤血，瘀血停滞，新血不生。治宜理气化瘀调经。方选通瘀煎或桃红四物汤。

（7）阴寒凝滞：经期延后，量少或正常，经色黯红，质正常，有血块，小腹冷痛拒按，得热则减，面色青白，或肢冷畏寒，唇色黯红，舌紫而黯，或有淤点，脉沉紧或沉涩。本证多因经期产后，调摄失宜，或感于风寒邪气；或伤于生冷食物，或误用寒凉药物，寒搏于血，血为寒凝，运行不畅，阻滞冲任。治宜温经散寒、活血行滞，方选温经汤。

（8）痰湿阻滞：经期延后，经量较少，甚则闭经，经血夹杂黏液，色淡，质稠，或平时带多质稠，平素咳嗽多痰，或体质肥胖，或脘闷呕恶，或眩晕心悸，苔厚腻、脉弦滑。本证多因脾气素虚，运化失常，聚湿生痰；或体质肥胖，多痰多湿，或嗜食肥甘，酿生痰湿，痰湿下注，壅滞冲任。治宜燥湿化痰、活血调经，方选二陈汤加川芎、当归，或六君子加归芎汤。

（9）肝气失调：月经周期先后无定，经量或多或少，色正常或紫红，经行不畅，或有血块，经前乳房或小腹胀痛，经来痛减，精神郁闷，或心烦易怒，或胸闷不舒，时欲太息，两胁胀痛，舌质正常或红，苔薄白或薄黄，脉弦或弦数。本证多因抑郁忿怒损伤肝气，气机紊乱，疏泄失调，血海蓄溢失其常度。治宜疏肝解郁、养血调冲，方选逍遥散、一贯煎加减。

（10）阳盛血热：月经提前，月经量多或正常，经色鲜红，或紫红，质稠黏，流出时有热感，面色红，唇赤，或口渴，心烦，小溲短黄，大便干结，舌质红，苔黄，脉数或滑数。本证多因素体阳盛，或过食辛燥，或外感邪热，以致热搏血分，扰及冲任，冲任不固，经血妄行。治宜清热凉血、固冲调经，方选清经散。

九、多食易饥

1. 概念

多食易饥，是指饮食倍于平常，且常有饥饿感的一种症状。在历代医籍中记载不同，《内经》称为"消谷善饥"；《伤寒论》中称为"消谷喜饥"；后世称为"多食易饥""多食善饥""能食善饥""好食易饥"等，但其含义大致相同。

多食易饥常见于甲状腺功能亢进、糖尿病等内分泌代谢疾病。

2. 鉴别诊断

（1）胃火炽盛：善食易饥，口渴，形体消瘦，大便秘结，舌苔黄燥少津，舌质红，脉滑有力。本证多因外感燥热之邪，或肝郁化火犯胃，或中焦素有蕴热等，以至胃热炽盛，热盛伤阴而致。正如《灵枢·师传》所言："胃中热，则消谷，令人悬心善饥"。治宜清热滋阴，方选白虎加人参汤加黄连、生地黄等。

（2）阳明蓄血：善食易饥，发热不恶寒，口燥咽干，但欲漱水不欲咽，善忘，少腹硬满，小便自利，大便色黑，虽硬而易解，面唇色暗，舌质红或见淤斑，脉沉结而数。本证多因久有瘀血，又兼新感，热邪与瘀血交结于胃肠所致。治宜攻逐蓄血，方选抵当汤或抵当丸加减。

十、不育

1．概念

不育指婚后同居 1 年以上，未采取避孕措施而不能生育，其原因属男方者。它是精子的产生、运输或射精能力缺陷等引起的不能生育的总称。据统计，不能生育原因属男方者占30%～40%。其中主要是因内分泌系统（包括睾丸）功能失调所致的不育症。中医文献多称之为"无子""全不产""绝孕""断绪久不产"等。

在内分泌代谢疾病中，不育多见于下丘脑和垂体功能障碍（常见于特发性低促性激素性腺功能减退症）、甲状腺功能亢进或低下、肾上腺皮质增生症、糖尿病、肥胖症等。

2．鉴别诊断

（1）肾阳不足：此型最为常见，多见于精冷、精少、无精症。表现为面色苍白无华，畏寒肢冷，腰膝酸软，性欲下降，精液清稀，冬季病情加重，或下阴湿冷、阴茎冷痛，兼见神疲乏力，小便频数而清，遗精或早泄，或阴茎举而不坚，甚则阳痿，舌质淡、苔薄白，脉沉细或沉微。本症多因素体肾阳不足，或房劳过度，或久病及肾，损伤肾阳所致。治宜温补肾阳，方选五子衍宗丸或赞育丹加减。

（2）肾阴亏虚：此型亦较常见，多见于精少、精弱症。表现为头晕耳鸣，腰酸足软，足跟酸痛，眼花眼黑，口渴便秘，失眠健忘，精子量少甚至无精，或久病伤及肾阴，或七情内伤，五志化火，灼伤肾阴，或酗酒嗜烟，暗耗肾阴所致。治宜滋肾养阴填精，方选左归丸或六味地黄丸加减。

（3）脾肾两虚：此型多见于精稀、射精无力。表现为面色苍白无华，肢倦肢冷乏力，精神萎靡，食欲不振，食少便溏腹胀，精稀，射精无力或遗精，早泄，性欲减退，耳鸣目眩，腰膝酸软，舌淡苔白，脉弱。多因久病、忧愁思虑、劳倦或饮食不节伤及脾胃，后天之本不充，先天之精难以摄藏和补充致肾精不足，脾肾两虚。治宜补脾益肾，方选四君子汤合五子衍宗丸加减。

（4）肝气郁结：多见于少精、死精、精子畸形症。表现为婚后久不生育，情志抑郁，胸胁少腹胀满，时轻时重，临房紧张，阴茎举而不坚或阳痿，舌质淡暗，苔薄，脉细。多因情怀不遂，多愁善感导致肝气郁结。治宜疏肝解郁为主，佐以补肾，方选逍遥散加佛手、生地、麦冬、菟丝子、何首乌等。

（5）气滞血瘀：此型多由肝气郁结型发展而来。表现为多年不育，睾丸区刺痛或隐痛不适，精液混浊，甚至见有血精，精索静脉曲张，龟头色青紫暗，舌质紫暗或有淤斑淤点，脉弦涩。肝郁气滞日久，瘀血内生，精道不畅所致。治宜行气活血化瘀，佐以补肾，方选血府逐瘀汤加减。

（6）湿浊内阻：多见于死精、精液不化。表现为体质较胖，头晕胸闷，恶心欲吐，食少多痰，少腹冷痛、拘急，腰痛而沉重，精冷精浊，下阴湿冷，湿热偏盛则阴部灼热疼痛，精液不化，尿黄，口渴等，舌苔白腻或黄腻，脉滑或滑数或濡。多因嗜食肥甘厚味，或饥饱无度，损伤脾胃，湿浊停滞，甚则郁而化热，湿热互结，或外感湿热之邪，湿热下注，影响精子的产生、运输、或射精能力所致。治宜利湿通窍，佐以补肾，方选二陈汤加减。

不育主要责之于肾、肝、脾，有实有虚，实证以痰湿或湿热内阻、肝郁气滞血瘀为主；虚证以肾虚多见，涉及脾胃，其中尤以肾虚为关键。治疗时当辨证与辨病相结合。

十一、不孕

1. 概念

育龄期妇女，夫妻同居 2 年以上，男方生殖功能正常，无避孕而不怀孕或曾有过妊娠，又间隔 2 年以上，未避孕而不再受孕均称为不孕症。

以孕育史分类，前者称为原发性不孕，后者称为继发性不孕。与原发性不孕含义相近的命名，在《山海经》《神农本草经》《脉经》等中称"无子"，《备急千金要方》中称"绝产""绝嗣""绝子"等。在内分泌代谢疾病中，不孕多见于甲状腺功能减退症、脑垂体功能减退症、柯兴综合征、多囊卵巢综合征、先天性卵巢发育不良综合征等病。

2. 鉴别诊断

（1）肾虚不孕：月经量少，血色暗淡，经期后延或闭经，小腹冷，性欲淡漠，腰酸腿软，或小便清长，舌淡，苔白润，脉沉迟。本证多由素体虚弱，肾气不足，冲任虚衰，不能摄精所致。治宜温阳补肾、调养冲任，方用毓麟珠。

（2）气血不足不孕：月经量少或量多，色淡，经期多后延，面色萎黄，或有黑斑，头晕目眩，形体瘦弱，乏力，舌质淡，苔薄白，脉沉细。本证多由素体赢弱，或失血过多，或脾胃两虚，以致阴虚血少，冲任亏损，不能摄精成孕。治宜益气补血、滋肾养精，方用养精种玉汤加党参、首乌。

（3）阴虚血热不孕：月经先期，量多色红，或月经后期，量少色淡，面赤唇红，头晕耳鸣，失眠，口干咽燥，或心烦，或潮热盗汗，或有流产史，舌红，苔薄黄，脉数。本证多因素体阴虚，或肺痨久病，或温病伤阴，胞宫积热，内热则血枯所致。治宜养阴清热，方用清血养阴汤或清骨滋肾汤。

（4）肝郁气滞不孕：经期先后无定，量多少不一，色紫或有小血块，或痛经，经前乳房胀痛，急躁易怒，舌质正常或暗红，苔白或微腻，脉弦细。本证多因情志不畅，肝失条达，气血不和，胞脉不畅所致。治宜舒肝解郁、养血益脾，方用开郁种玉汤。

（5）痰湿郁阻不孕：形体肥胖，肢体多毛，经闭不行，或月经不调，白带多，头眩心悸，乏力，面肢浮肿，胸闷纳少，苔白腻，脉濡滑。本证多因体质肥胖，痰湿内生，气机不畅，冲任受阻，影响受精而不孕。治宜燥湿化痰，佐以理气，方用启宫丸加鹿角霜、当归。

（6）血瘀湿热不孕：少腹一侧或双侧疼痛，临经更甚，或有低热，月经周期失调，或经血淋漓不断，夹有血块，经色紫暗，腰酸带多，目眶暗黑，舌质红，苔薄黄，脉沉弦或滑数。本证多因经期或产褥期摄生不慎，邪毒侵入胞宫，气血失畅，湿热蕴结所致，治宜清热解毒、活血化瘀，方用清热化瘀汤或朴硝盐胞汤加减。

不孕主要机制是脏腑功能失调，冲任病变，胞宫不能摄精成孕。辨证的重点审脏腑、冲任、胞宫之病位，辨气血、寒热、虚实之变化，以及分清病理因素痰湿与瘀血并针对病机，结合辨病分别治疗。

十二、恶冷

1. 概念

恶冷是指患者自觉怕冷，但加衣被近火取暖可以缓解。在内分泌代谢疾病中，可伴有体温的下降，中医辨证多属内伤，以虚证常见，是阳气不足所致。需与外感恶寒区别，后者得温而不减，乃外邪束表，阳气被郁所致。

恶冷常见于甲状腺功能减退症、席汉综合征、肾上腺皮质功能减退症等内分泌代谢疾病。

2. 鉴别诊断

（1）气血亏虚：畏寒肢冷，头晕乏力，神疲气短，食欲减退，甚则冷汗、肢厥、发绀、尿少、便秘，舌淡胖，脉虚弱无力。本证多因大量出血或病久失治，气血日亏所致。治宜益气养血、调阴和阳，方选生脉散合八珍汤加减。

（2）阳虚生寒：形寒肢冷，面色㿠白，腰膝酸冷，少腹冷痛，下利清谷，五更泄泻，小便频数，余沥不尽，夜尿频繁，或小便不利，面浮肢肿甚或水臌胀满，或心悸怔忡，阳痿遗精，妇女宫寒不孕，带下清稀。舌质淡胖，边有齿痕，脉沉迟而弱。本证多因劳倦内伤，或寒邪直中伤阳，或久病正气日削，使人体脏腑功能减退，阳气虚弱，阳不能制阴，阴寒内生所致。治宜温阳祛寒，临床上常出现命门火衰，脾肾阳虚，心肾阳虚，方选亦有区别。肾阳虚者宜温肾助阳，方用右归丸；脾肾阳虚宜温肾健脾、补益气血，方用附子理中丸合金匮肾气丸；心肾阳虚宜温补心肾、利水消肿，方用真武汤合保元汤。

十三、小便频多

1. 概念

小便频多，指的是小便次数明显增加，甚则一日达数十次，且尿量增多的一种症状。本证与小便频数的概念有区别，小便频数的特点是小便次数增加，但尿量可多可少。

2. 鉴别诊断

（1）膀胱湿热：小便频数量增多，尿急尿痛，尿道灼热感，小便短黄浑浊，口干而黏，大便秘结，或见发热恶寒，舌红苔黄腻，脉滑数。本证多因多食辛热肥甘之品，或嗜酒太过，酿成湿热，下注膀胱，或下阴不洁，秽浊之邪侵入膀胱，酿成湿热，使膀胱气化失常。治当清利湿热，方选八正散。

（2）阴虚内热：尿频而短黄，总量增多，伴眩晕耳鸣，咽干口燥，颧红唇赤，虚烦不寐，腰酸软，骨蒸劳热，五心烦热，盗汗，大便硬结，舌红苔少，脉细数。本证多因久病失调，劳累过度或房室不节，或素体肾阴不足，致肾阴亏虚，摄纳失职，且阴虚生内热，影响膀胱气化。治当滋阴降火，方选知柏地黄丸加减。

（3）肾阳不足：尿频而清长，或兼尿遗失禁，伴面色苍白，头晕耳鸣，气短喘逆，腰膝无力，四肢不温，舌质淡胖，苔薄白，脉沉细弱。本证多因素体阳虚，或久病伤阳，肾失封藏，膀胱失约所致。治当温补肾阳，方选金匮肾气丸或右归丸。

十四、烦躁易怒

1. 概念

烦躁易怒，是指无故性情急躁，易于发怒，不能自制，甚至躁扰不宁。在内分泌代谢疾病中，常见于甲状腺功能亢进症、柯兴综合征、更年期综合征等病。

2. 鉴别诊断

（1）肝郁气滞：急躁易怒，心情不舒，胸胁胀痛或窜痛，喜太急，有较明显的情志抑郁或精神创伤史，妇女可见经前乳房胀痛及少腹痛，或月经不调，舌质淡或红，苔薄白，脉强有力。本证多因情怀不遂，思虑过度，所愿不得，或精神因素刺激，导致肝郁不舒，肝气上逆，忿怒由生。治当疏肝理气，方选柴胡疏肝散、达郁汤等。

（2）肝胆火旺：烦躁易怒，口苦口渴，胸胁满闷，夜寐梦多，便秘尿黄，甚则头晕胀痛，面红目赤耳鸣，舌质红苔黄，脉弦数有力。本证多因肝郁化火，或恣食烟酒辛辣肥甘之物，酿热化火，或素体肝阳偏旺之体，阳亢可助长肝火内炽，致肝郁不舒，胆火上逆。治宜清泄肝胆，方选龙胆泻肝汤。

（3）脾虚肝乘：心烦易怒，身倦乏力，食少飧泄，腹胀腹痛，泻后痛或肠鸣矢气，两胁胀满，舌苔白或白腻，脉弦无力。本证多因情志不遂，郁怒伤肝，或饮食不节，劳倦伤脾，致肝失疏泄，脾失健运。治宜扶土抑木，方选香砂六君子汤、痛泻要方。

（4）肝肾阴虚：五心烦热，善怒，头晕耳鸣，腰膝酸软，潮热盗汗，少寐多梦，两胁闷痛，男子遗精，女子月经量少，舌红少苔，脉细数。本证多因久病失调，房室不节，情志内伤或素体肾阴不足等原因引起肝肾阴亏，甚至阴虚阳亢。治当滋补肝肾、平肝潜阳，方选杞菊地黄丸。

（5）痰火内扰：烦躁不宁，气急胸闷胁胀，口苦，呕恶，惊悸不眠，大便秘结，小便短赤，舌质红，苔黄腻，脉滑数。本证多因痰留日久，郁而化热，或情志不遂，精神刺激，气郁化火，痰火互结，致胆气不宁，肝气不疏。治宜清热泻火、化痰安神，方用黄连温胆汤加减。

《难经》曰："假令得肝脉，其外征善洁面青善怒"，故凡易怒者，均与肝病有关，不过临床施治要注意辨别虚实、标本。

十五、色素沉着

1. 概念

色素沉着是指皮肤、黏膜色素变深，分布广泛而不均匀，可呈片状、斑状或点状。皮肤多呈棕褐色、古铜色，深者可为焦煤色，多见经常暴露及受摩擦部位和瘢痕处；黏膜多呈蓝黑色，见于面颊、齿龈、软膜等处。内分泌代谢疾病中一般见于慢性肾上腺皮质功能减退症。

2. 鉴别诊断

（1）气血两虚：皮肤暗黑干燥，伴头晕心悸，呼吸气短，神疲乏力，纳差消瘦，头发稀疏，面色苍白，手足麻木，女子可有闭经或月经稀少，舌淡红，苔薄白，脉沉细。本证多因先天不足，加之后天失养，或忧愁思虑，烦劳过度，损伤心脾，或饮食不节，饥饱失宜，嗜酒过度，造成脾运失职，气血生化乏源，无以充养形体。治当益气养血，选方归脾汤合补中益气汤加减。

（2）肝肾阴虚：皮肤色黑而干燥，面色晦暗，两目黯黑，头晕眼花，软弱无力，潮热盗汗，颧红，五心烦热，口苦咽干，失眠多梦，性情急躁，精神萎靡，身体消瘦，舌红或绛，苔薄白，脉沉细或弦涩。本证多因久病伤阴或素体阴虚所致。治宜养阴清热、柔肝滋肾，方用一贯煎合左归丸加减。

（3）脾肾阳虚：皮肤黯黑，头晕神疲，心悸气短，纳少，身体消瘦，四肢不温，腰腿酸软乏力，小便清长，舌淡苔薄白，脉沉细或沉迟。本证多因久病失调伤阳或素体阳虚所致。治宜补脾肾、滋养精血，方用右归丸加减。

（4）肾阳虚衰：遍身黧黑，眼眶黑色，腰膝酸软，乏力，畏寒肢冷，背部冷痛尤甚，小便清长，夜尿多，周身浮肿，下肢肿胀明显，头昏，体瘦，毛发脱落，性功能衰弱，男子阳痿遗精滑泄，女子腹冷多带不孕，舌淡苔白滑，脉微细无力或沉细无力。本证多因先天不足，或房劳过度，或久病失治误治，使肾气耗散，肾阳亏虚所致。治宜补肾壮阳、温养下元，方用右归丸或金匮肾气丸加减。

色素沉着主因五脏、气血、阴阳之伤，在发展过程中均可致血瘀，如气虚血行迟滞，阳虚寒凝血泣而不行等，治疗上宜注意活血化瘀以祛瘀生新。

十六、脱发

1. 概念

脱发是指头发稀疏脱落，少数患者数天数月头发全部脱光，严重者可兼出现眉毛、腋毛、阴毛脱落。中医学有关论述颇多，《诸病源候论·毛发病诸候·须发脱落候》曰："足少阴之经也，其华在发，冲任之脉，为十二经之海，谓之血海，其别络上唇口，若血盛则荣于须发，故须发美。若血气衰落，经脉虚竭，不能荣润，故须发脱落"。

在内分泌代谢疾病中，脱发多见于甲状腺功能减退症、慢性肾上腺皮质功能减退症、席汉综合征、垂体功能低下（如垂体嫌色性细胞瘤）、脂溢性脱发等。

2. 鉴别诊断

（1）血热风燥：头发干燥、略有焦黄，稀疏脱落，搔之有白屑叠叠飞起，自觉头部烘热，头皮瘙痒，口干咽燥，溲黄，舌质红，苔黄，脉数。本证多因素体血热，复感风邪，郁阻毛窍，影响毛发生长或精神刺激，心绪烦扰，心火亢盛，血热生风，风动发落所致。治宜凉血清热、祛风润燥，方选消风散或乌发丸加减。

（2）气血两虚：病后或久病脱发，伴随有神疲乏力，面色㿠白，头晕眼花，心悸气短，懒言失眠，舌淡苔少，脉细无力。本证多因病后、产后和久病、或大失血致气血两耗所致。治宜健脾益气、养血生发，方选人参养荣汤加减。

（3）肝肾不足：头发全部脱落或兼眉毛、阴毛等脱落，常伴腰膝酸软、耳鸣、目眩、形体消瘦，两目干涩，遗精滑泄，舌淡苔薄。或因禀赋不足，思虑过度，劳伤肝肾，而致精血亏虚，毛发失去濡养而脱落。治宜滋补肝肾、填精生发，方选一贯煎合左归丸加减，如果阴伤及阳，致阴阳两虚，可用金匮肾气丸加减。

（4）瘀血阻滞：头发部分或全部脱落，或须眉俱落，日久不长，常有头痛，口渴欲饮不欲咽，面色晦暗，口唇红紫，舌质黯兼有淤斑，脉细涩。多因气滞日久或久病导致血瘀，瘀血不去，新血不生，血不养发。治宜活血祛瘀生新，方用通窍活血汤。

（5）湿热内蕴：脱发，头发拂之即脱，头皮瘙痒，油腻厚垢，心烦口臭，小便赤，舌质红，苔黄腻，脉滑数。多因嗜食肥甘厚味，化生湿热，湿热熏蒸而致毛发脱落。治宜清热祛湿化浊，方用龙胆泻肝汤加减。

第四章　内分泌代谢病常见中医病证辨治

第一节　消渴

消渴是以多饮、多食、多尿、身体消瘦，或尿浊、尿有甜味为特征的病证。

消渴之名，首见于《内经》。《灵枢·五变》篇说："五脏皆柔弱者，善病消瘅"。指出了五脏虚弱是发生消渴的重要因素。对于饮食不节，情志失调等致病因素，也分别做了论述。如《素问·奇病论篇》说："此肥美之所发也，此人必数食甘美而多肥也，肥者令人内热，甘者令人中满，故其气上溢，转为消渴"。《灵枢·五变》篇说："怒则气上逆，胸中畜积，血气逆流……转而为热，热则消肌肤，故为消瘅"。并根据发病因素及临床表现的不同而有"消瘅""消渴""肺消""膈消""消中"等名称的记载。

历代医家，在《内经》的基础上，对本病研究又有进展，《金匮要略》立消渴专篇，提出三消症状及治疗方药。《外台秘要·消中消渴肾消》篇引《古今录验》说："渴而饮水多，小便数，有脂，似麸片甜者，皆是消渴病也"。又说："每发即小便至甜""焦枯消瘦"。《卫生宝鉴》说："夫消渴者，……小便频数其色如浓油，上有浮膜，味甘甜如蜜"。对于消渴的临床特点已有进一步的认识。

《诸病源候论·消渴候》说："其病变多发痈疽"。《圣济总录·消渴门》也指出："消渴者……久不治，则经络壅涩，留于肌肉，变为痈疽"。《河间六书·宣明论方·消渴总论》篇说：消渴一证，"故可变为雀目或内障"。《儒门事亲·刘河间三消论》篇说："夫消渴者，多变聋耳、疮癣、痤疿之类""或蒸热虚汗，肺痿劳嗽"，说明古代医家，对消渴的兼证，早已有比较深刻的认识。

后世医家在临床实践的基础上，根据本病的"三多"症状的孰轻孰重为主次，把本证分为上、中、下三消，如《证治准绳·消瘅》篇说："渴而多饮为上消（经谓膈消），消谷善饥为中消（经谓消中），渴而便数有膏为下消（经谓肾消）"。从而更好地指导临床辨证施治，但在治疗上不宜绝对划分，因虽有三消之分，但其病机性质则一，均与肺、胃（脾）、肾有密切关系、正如《圣济总录·消渴门》指出："原其本则一，推其标有三"，即是此意。

一、病因病机

（一）病因

本证主要由于素体阴虚、饮食不节，复因情志失调，劳欲过度。

1. 饮食不节

长期过食肥甘，醇酒厚味，致脾胃运化失职，积热内蕴，化燥耗津，发为消渴。《千金要方·消渴》篇说："饮啖无度，不择酸咸，积年长夜，酣兴不懈，遂使三焦猛热，五脏干燥，木石犹且干枯，在人何能不渴？"《丹溪心法·消渴》篇说："酒面无节，……于是炎火上熏，腑脏生热，燥热炽盛，津液干焦，渴饮水浆而不能自禁"。这都说明了饮食不节和本证发生有密切的关系。

2．情志失调

长期精神刺激，导致气机郁结，进而化火，消烁肺胃阴津而发为消渴。《儒门事亲·河间三消论》说："消渴者……耗乱精神，过违其度，……之所成也"。《临证指南医案·三消》说："心境愁郁，内火自燃，乃消症大病"。这都说明五志过极，郁热伤津是发生本病的重要因素。

3．劳欲过度

素体阴虚，复因房室不节，劳欲过度，损耗阴精，导致阴虚火旺，上蒸肺、胃，而发为消渴。《备急千金要方·消渴》篇说：消渴由于"凡人生放恣者众，盛壮之时，不自慎惜，快情纵欲，极意房中，稍至年长，肾气虚竭，……此皆由房室不节之所致也"。《外台秘要·消渴消中》篇说："房室过度，致令肾气虚耗故也、下焦生热，热则肾燥，肾燥则渴"。说明房室过度，肾燥精虚，与本证的发生有一定的关系。

（二）病机

1．病位

病变的脏腑着重在于肺、胃、肾，而以肾为关键。

2．发病机制

本证主要由于素体阴虚、饮食不节，复因情志失调、劳欲过度导致阴虚燥热。

本病阴虚为本，燥热为标：两者往往互为因果，燥热甚则阴越虚，阴越虚则燥热越甚。肺主治节，为水之上源，如肺燥阴虚，津液失于滋布，则胃失濡润，肾失滋源；胃热偏盛，则可灼伤肺津，耗损肾阴；而肾阴不足，阴虚火旺，亦可上炎肺、胃。终至肺燥、胃热、肾虚常可同时存在，多饮、多食、多尿亦常相互并见。本证病机特点，在于阴虚热淫。

本证迁延日久，阴损及阳，可见气阴两伤或阴阳俱虚，甚则表现肾阳衰微之候。亦有初起即兼有气虚或阳虚者，多与患者素体阳气虚有关，临床上虽属少见，但亦不应忽略。

肺失滋润，日久可并发肺痨。肾阴亏损，肝失涵养，肝肾精血不能上承于耳目，则可并发白内障、雀盲、耳聋。燥热内结，营阴被灼，络脉瘀阻，蕴毒成脓，发为疮疖、痈疽。阴虚燥热内炽，炼液成痰，痰阻经络，蒙蔽心窍而为中风偏瘫。阴损及阳，脾肾衰败，水湿潴留，泛滥肌肤，则成水肿。若阴津极度耗损，虚阳浮越，可见面红、头痛、烦躁、恶心呕吐、目眶内陷、唇舌干红、息深而长等症。最后可因阴竭阳亡而见昏迷、四肢厥冷、脉微细欲绝等危象。

此外，消渴发病常与血瘀有关。阴虚燥热，是消渴血瘀的主要原因。阴虚内热，耗津灼液而成瘀血，或病损及阳，以致阴阳两虚，阳虚则寒凝，亦可导致血瘀。

二、理化检查

（1）空腹血糖＞130mg/dL（7.2mmol/L）及餐后 2 小时＞200 mg/dL（11.1mmol/L）。

（2）口服葡萄糖耐量试验（OGTT）诊断标准为：①显性糖尿病：有典型糖尿病症状或曾有酮症病史，空腹血糖＞130mg/dL 或餐后血糖＞200mg/dL 或 OGTT 四点中有三点大于上述正常上限。②隐性糖尿病：无病状，但空腹血糖及餐后 2 小时血糖或（及）OGTT 达到上述诊断标准。③糖耐量异常：无症状，OGTT 四点中两点数值达到或超过上述正常上限值。此组属可疑病例，需经长期随访后方可确诊或排除。④非糖尿病：无症状，血糖、OGTT 正常。

三、诊断与鉴别诊断

1. 诊断要点

消渴以多饮、多食、多尿、形体消瘦为特征。

（1）无论男女老幼，凡以多饮、多食善饥、多尿、消瘦，或尿有甜味为临床特征者，即为消渴。本病多发于中年以后，以及嗜食膏粱厚味之人。若青少年罹患本病者，一般病情较重。

（2）由于患者的体质、病程长短的不同，故其临床表现又有差异。

（3）消渴病日久不愈，常可并发多种兼症。

2. 鉴别诊断

本病需与某些疾病因命门火衰，虚阳浮越而出现口渴欲引饮，小便频数，形体消瘦，面色黧黑加以区分。前者饮、食、尿均倍于常人；后者虽口渴而不多饮，甚至食欲不振。前者尿量多，且色浊有甜味；后者尿虽频，量未必多，且多见色清无甜味；前者多见舌红脉数，后者多见舌淡脉缓，可资鉴别。

四、辨证论治

（一）辨证要点

本病虽有上、中、下三消之分，肺燥、胃热、肾虚之别，实际上三多症状往往同时存在，仅表现程度上有轻重的不同，或有明显的多饮，而其他二者不甚显著；或以多食为主，而其他二者为次；或以多尿为重，而其他二者较轻。由于三多症状各有偏重，故冠以上、中、下三消之名，作为辨证的标志。通常把多饮症状较突出者称为上消，多食症状较突出者称为中消，多尿症状较突出者称为下消。

（二）治疗原则

本证初起多属燥热为主，病程较长者，则阴虚与燥热互见，病久则阴虚为主。治疗上，无论上、中、下三消均应立足滋肾养阴，燥热较甚时，可佐以清热，下消病久，阴损及阳者宜阴阳并补。由于消渴多见阴虚燥热，常能引起血瘀，则可在以上各法中适当佐以活血化瘀之品。

（三）证治分类

1. 上消

肺热津伤。

主症：烦渴多饮，口干舌燥，尿频量多，舌边尖红，苔薄黄，脉洪数。

治法：清热润肺，生津止渴。

方药：消渴方加味：花粉 20g，黄连 9g，生地黄 18g，藕汁 25g。方中重用花粉以生津清热；佐黄连清热降火；生地黄、藕汁等养阴增液，尚可酌加葛根、麦冬各 12g，以加强生津止渴。若脉洪数无力，烦渴不止，小便频数，乃肺肾气阴亏虚，可用二冬汤，方中重用人参各 20g（亦可用沙参代）益气生津；二冬、花粉各 118g，黄芩、知母各 12g 清热解渴。如苔黄燥，烦渴引饮，脉洪大，乃肺胃热炽、耗损气阴之候，可用白虎加入参汤以清泄肺胃，生津止渴。

2. 中消

胃热炽盛。

主症：多食易饥，形体消瘦，大便干燥，苔黄，脉滑实有力。

治法：清胃泻火，养阴增液。

方药：玉女煎加黄连、栀子。药用石膏、知母、生地黄、麦冬各 18g，黄连 9g，栀子、牛膝各 12g。方中石膏、知母清肺胃之热；生地黄、麦冬益肺胃之阴；黄连、栀子清热泻火；牛膝引热下行。如大便秘结不行，可用增液承气汤润燥通腑，待大便通后，再改上方治疗。

3. 下消

（1）肾阴亏验

主症：尿频量多，混浊如脂膏，或尿甜，口干唇燥，舌红，脉沉细数。

治法：滋阴固肾。

方药：六味地黄丸：山药、萸肉各 20g，泽泻、茯苓各 15g，丹皮、熟地各 12g。方中山药、萸肉用量宜大，因山药能养脾阴而摄精微，萸肉能固肾益精，不使水谷精微下注。如肾阴不足，阴虚火旺，症见烦躁、失眠、遗精、舌红、脉细数者，宜养阴清热，固精潜阳，加黄柏、知母、龙骨、牡蛎、龟板各 10g。若尿量多而混浊者，宜益肾缩泉，加益智仁、桑螵蛸、五味子各 12g。若气阴两虚，伴困倦、气短、舌淡红者，宜酌加党参、黄芪各 15g 等益气之品。

（2）阴阳两虚

主症：小便频数，混浊如膏，甚至饮一溲一，面色黧黑，耳轮焦干，腰膝酸软，形寒畏冷，阳痿不举，舌淡苔白，脉沉细无力。

治法：温阳滋肾固摄。

方药：《金匮》肾气丸：附子、肉桂各 6g，山药、萸肉各 20g，泽泻、茯苓各 15g，丹皮、熟地各 12g。方用附桂以温补肾阳，六味地黄丸以调补肾阴。如阴阳气血俱虚，可用鹿茸丸，以上两方均可酌加覆盆子、桑螵蛸、金樱子等以补肾固摄。

以上各种证型的消渴，如出现血瘀之证，可加用丹参、红花、桃仁等活血化瘀，以提高治疗效果。

4. 兼证治疗

白内障、雀盲、耳聋，是肝肾精血不足，不能上承耳目所致，宜滋补肝肾，用杞菊地黄丸或合羊肝丸。疮疡、痈疽初起，热毒伤营，治宜解毒凉血，用五味消毒饮；病久气营两虚，脉络瘀阻，蕴毒成脓，治宜益气解毒化脓，用黄芪六一汤合犀黄丸，酌加忍冬藤。

五、其他疗法

1. 单验方

（1）黄连 3g，天花粉 15g，生地 24g，藕汁 90g，牛乳 120g，先煎黄连、天花粉、生地，煎后去渣，将牛乳煮沸和藕汁一并冲入频服。

（2）生地 12g，黄芪 24g，山茱萸 18g，猪胰 1 具，水煮，分 3～4 次服。

（3）熟地 30g，山药 30g，党参 15g，覆盆子 15g，五味子 5g，五倍子 3g，水煎服，每日 1 剂。

（4）生石膏、花粉各 30g，玉竹 15g，知母、党参、玄参、石斛各 9g，黄连 6g，生地 18g，沙参 12g。

（5）生地 60～90g，黄连 1.4～3g，黄芪 9～15g，水煎服，每日 1 剂。

2．针灸疗法

处方：膈俞、脾俞、胰俞、肾俞、足三里、曲池、太溪、气海、足三里、地机、尺泽、三阴交

平补平泻，留针30分钟。

耳针疗法取穴：胰、内分泌、三焦、肾、耳迷根、神门、心、肝，多饮者加肺、渴点；多食者加脾、胃；多尿者加膀胱。皮内针埋针法或王不留行籽贴压法。每次取单耳 3～5 穴，留针 20 分钟，隔日 1 次，10 次为 1 疗程。

3．按摩疗法

点按合谷、鱼际、手三里、曲池、廉泉、天枢、照海、太溪、三阴交、三焦俞、肾俞，横搓命门。

4．饮食疗法

（1）乌梅50g，白梅50g，干木瓜50g，紫苏叶50g，炙甘草30g，檀香6g，麝香3g，研为末，入麝香和匀，加砂糖适量为丸，如子弹大，噙化。

（2）火麻仁15g，芝麻仁30g，栗子粉50g，玉米面50g，以水调成面团，做糕蒸食。

（3）五味子10g，鸡蛋或鸽蛋1～2 枚。蛋打成蛋清加入五味子，稍加清水炖熟食之。

（4）取鲜桑椹，压绞取汁，每次饮用 15mL，日服 2 次，早晚为宜。

（5）生芦根汁，取 30mL，每日饮 5～6 次，也可用生芦根汁或芦根煎出之原汁，加米再煮粥食。

（6）以西瓜皮 30g，煎水后饮服，有清热润燥之作用。也可直接饮服西瓜汁。

六、转归及预后

1．转归

典型的消渴病，常以阴虚燥热开始，病程日久，可导致阴损及阳，而形成阴阳两虚，或以阳虚为主之重证，并常有各种严重并发证，最后多死于阴竭阳亡。在治疗上，应通过清热、益气、生津、滋补精血、调整阴阳等法以阻断病情的恶性循环，控制病情的发展。

2．预后

（1）"三多"和消瘦的程度是判断病情轻重的标志。若"三多"严重，并大骨枯槁、大肉陷下，多属危候；反之则病情较轻。

（2）消渴并发神志恍惚、嗜睡、烦躁、痈疽、水肿、泄泻等恶候。

（3）多食为消渴特点之一，若病见反不能食，则多传变为恶候。

七、预防

（1）节制饮食和情欲：过食肥甘和醇酒，以及情欲恚怒，是本病的重要发病因素，因此注意节制饮食和避免七情内伤，对本病具有一定的预防意义。既病之后，更应节制饮食肥甘厚味和面食，节制房事。

（2）注意生活安排，协助患者建立有规律的生活制度，劳逸结合，慎生活起居，适应气候的寒温变化，预防外邪的侵袭。

（3）适当体力活动。注意参加文娱活动、体育运动和体力劳动，不宜食后则卧，终日久坐。坚持太极拳锻炼，也有利于病情康复。

（4）治疗少用针刺法。消渴患者肌肤焦枯，若针刺不当，肌肤受损，则可发为痈疽。灸法对本

病有一定的治疗效果。

（5）预防褥疮特别是对于消渴所致的昏迷患者，要勤翻身，轻擦洗，防止褥疮发生。

（6）巩固治疗。本病多有宿根，病难速已，经过治疗，即使"三多"症状消除，体重恢复正常，也不能立即中断治疗，否则病情再度复发，宜长期服用七味白术散和六味地黄丸之类，做到调养与治疗相结合，就能起到巩固疗效、预防复发的作用。

八、康复

1. 针灸疗法

取穴以脾俞、隔俞、足三里为主，辨证配穴。多饮、烦渴者，加肺俞、意舍、承浆；多食易饥，便秘者，加胃俞、丰隆；多尿，腰痛，耳鸣，潮热盗汗者，加肾俞、关元、复溜；神疲乏力，气短懒言，腹泻者，加胃俞、三阴交、阴陵泉等。手法以针刺得气为主，一般留针 15 分钟，出针前重复运针 1 次再指压。每日针刺 1 次，12 次为 1 疗程，疗程间隔 3 天。

2. 食疗

（1）用海参、猪胰、鸡蛋各 1 只，先将海参泡发切片，与猪胰同炖，熟烂后将鸡蛋去壳放入，加酱调味，每日 1 次。

（2）每天食用 1 只"碘蛋"，坚持半年以上。

第二节　瘿病

瘿病由于情志内伤，饮食及水土失宜，以致气滞、痰凝、血瘀壅结颈前所引起的，以颈前喉结两旁结块肿大为主要临床特征的一类疾病。

我国早在战国时期已有关于瘿病的记载，如《吕氏春秋·尽数篇》说"轻水所，多秃与瘿人"，说明当时已观察到瘿的发病与地理环境有密切关系。

隋代，《诸病源候论·瘿候》指出瘿病的病因主要与情志内伤及水土因素有关。谓："瘿者由忧恚气结所生，亦由饮沙水，沙随气入于脉，搏颈下而成之"。该书所引《养生方》云："诸山水黑土中，出泉流者，不可久居，常食令人作瘿病，动气增患"。瘿病之名即首见于此。并指出瘿病表现为颈下肿大，"皮宽不急，垂槌槌然也"，有的可以摸到结节，"有核瘰瘰"。

唐代《千金要方》提出了石瘿、气瘿、劳瘿、土瘿、忧瘿等五瘿的分类名称，记载了 10 首治疗方剂，《千金翼方》记载 9 首治瘿方剂。两书的方剂中，都着重应用到海藻、昆布、羊靥、鹿靥等药。充分表明在晋、唐时期，对含碘药物及用甲状腺作脏器疗法已有相当的认识。

宋代《太平圣惠方·瘿气咽喉肿塞》谈到瘿病压迫气管、食管的病变："夫瘿气咽喉肿塞者，由人忧恚之气在于胸隔，不能消散，搏于肺脾故也。咽门者，胃气之道路；喉咙者，肺气之往来。今二经俱为邪之所乘，则经络痞塞，气不宣通，故令结聚成瘿，致咽喉肿塞也"。

由上可知，至宋代止，对瘿病的病因病机、临床表现、分类和治疗等方面，已积累了比较丰富的经验。

金·张从正在《儒门事亲·瘿》里提出用海带、海藻、昆布防治瘿病。海带、海藻、昆布三味，皆海中之物，但得二味，投之子水中，常食亦可消矣"。

李时珍在《本草纲目》明确指出黄药子有"凉血降火，消瘿解毒"的功效。载有用黄药子酒治瘿病的方法。一些外科书籍亦有论述。如《证治准绳·疡医·瘿瘤》用藻药散（海藻、黄药子）治气瘿，陈实功在《外科正宗·瘿瘤论》里提出瘿瘤的主要病理是由气、痰、瘀壅结而成："夫人生瘿瘤之症，非阴阳正气结肿，乃五脏瘀血、浊气、痰滞而成"。其主要治法是："初起自无表里之症相兼，但结成形者，宜行散气血。已成无痛无痒，或软或硬色白者，痰聚也，行痰顺气已成色红坚硬，渐大微痒微疼者，补肾气、活血消坚"。并按此治则拟订了海藻玉壶汤、活血消瘿汤、十全流气饮等效方，至今仍为临床所习用。

金元至明清，在瘿病的病机上，突出了气滞、血瘀、痰浊在发病中的重要作用，治疗上除继承前人消瘿散结的治法外，在理气、活血、化痰的具体应用上有新的进展，并增加了许多行之有效的治疗方药。

新中国成立后，对甲状腺肿大的一类疾病，进行广泛的防治工作，丰富和发展了瘿病证治的内容。本病主要包括以颈前结块肿大为特征的病证。西医的单纯性甲状腺肿大、甲状腺功能亢进症、甲状腺肿瘤，以及慢性甲状腺炎等疾病，与瘿病的临床表现相似，故此类疾病可参考本节辨证论治。

一、病因病机

（一）病因

瘿病的病因主要是情志内伤和饮食及水土失宜，但也与体质因素有密切关系。

1. 情志内伤

由于长期忿郁恼怒或忧思郁虑，使气机郁滞、肝气失于条达，津液的正常循行及输布均有赖气的统帅。气机郁滞，则津液易于凝聚成痰，气滞痰凝，壅结颈前则形成瘿病。其消长常与情志有关，痰气凝滞日久，使血液的运行亦受到障碍而产生血行淤滞，则可致瘿肿较硬或有结节。正如《诸病源候论·瘿候》说，"瘿者由忧恚气结所生""动气增患"。《济生方·瘿瘤论治》说，"夫瘿瘤者，多由喜怒不节，忧思过度，而成斯疾焉。大抵人之气血，循环一身，常欲无滞留之患，调摄失宜，气凝血滞，为瘿为瘤"。

2. 饮食及水土失宜

饮食失调，或居住在高山地区，水土失宜，一则影响脾胃的功能，使脾失健运，不能运化水湿，聚而生痰；二则影响气血的正常运行，痰气瘀结颈前则发为瘿病。在古代瘿病的分类名称中即有泥座、土瘿之名。《诸病源候论·四候》谓"饮沙水""诸山水黑土中"容易发生瘿病。《杂病源流犀烛·颈项病源流》也说："西北方依山聚涧之民，食溪谷之水，受冷毒之气，其间妇女，往往生结囊如瘿"。均说明瘿病的发生与水土因素有密切关系。

3. 体质因素

妇女的经、孕、产、乳等生理特点与肝经气血有密切关系，遇有情志、饮食等致病因素，常引起气郁痰结、气滞血瘀及肝郁化火等病理变化，故女性易患瘿病。另外，素体阴虚之人，痰气郁滞之后易于化火，更加伤阴，常使病程缠绵。

（二）病机

1. 病位

瘿病是由于气滞痰凝壅结致颈前喉结两旁结块肿大为临床特征的疾病，病位位于颈前部。

2. 发病机制

由于情志内伤、饮食及水土失宜和体质因素影响使机体气机不畅而形成气滞。气机郁滞，不能输布津液，凝聚成痰，痰气郁结，壅于颈前即形成瘿病。气滞日久，使血行亦受到障碍而发生血瘀，以致使瘿肿较硬或有结节。可知气、痰、瘀三者壅结颈前是瘿病的基本病理。

二、理化检查

（1）基础代谢率升高，甲状腺摄 ^{131}I 率升高（3 小时＞25％；24 小时＞45％），高峰值提前（3 小时的摄 ^{131}I 率为 24 小时的 80％以上），甲状腺片或 T3 抑制试验阴性。

（2）血清 T3、T4、FT4（游离甲状腺素）升高。TSH（血清促甲状腺素）水平降低，TRH（促甲状腺激素释放激素）兴奋试验无反应。

（3）血清胆固醇降低，葡萄糖耐量可降低。

（4）免疫学检查：血清甲状腺刺激性免疫球蛋白、长效甲状腺刺激素阳性，甲状腺自身抗体如甲状腺球蛋白抗体、甲状腺微粒体抗体的阳性率和滴度可升高。

（5）甲状腺扫描：可发现功能性自主性甲状腺热结节，或冷、热结节交错。

三、诊断与鉴别诊断

1. 诊断要点

诊断瘿病主要根据以下三个方面。

（1）局部表现：瘿病以颈前结块肿大为最基本的临床特征，这也是诊断瘿病的主要依据。望诊和切诊在本病的诊断中有重要作用，本病主要表现颈前发生肿块，可随吞咽动作而上下移动。瘿病颈前之肿块，开始可如樱桃或指头大小，一般增长缓慢，大小程度不一，大者可如囊如袋，触及多柔软、光滑，也有触之质地较硬或可扪及结节者。

（2）全身症状：瘿块发展较大时，可因压迫气管而引起胸闷、发憋、咳嗽。有的瘿块虽不很大，但常有比较明显的阴虚火旺的全身症状，如出现低热、汗多、心悸、多食易饥、眼突、手颤、面赤、脉数等症，诊断时应予注意。

（3）本病多见于女性：以离海较远的山区发病较多。

2. 鉴别诊断

瘿病应着重与下列病证相鉴别。

（1）瘰疬：因瘰疬亦会在颈项部出现肿块，鉴别的要点，一是患病的具体部位；二是肿块的性状。瘿病的肿块在颈部正前方，肿块一般较大。正如《外台秘要·瘿病》说："瘿病喜当颈下，当中央不扪两边也"；而瘰疬的患病部位是在颈项的两侧，肿块一般较小，每个胡豆大，个数多少不等。

（2）消渴：瘿病中的瘿气，常表现多食易饥的症状，应注意和消渴病相鉴别。消渴病以多饮、多食、多尿为主要临床表现，三消的症状常同时并见，尿中常有甜味，而颈部无瘿肿。瘿气虽有多食易饥，类似中消，但较少同时合并多饮、多尿，而以颈部有瘿肿为主要特征，且伴有比较明显的烦热、心悸、急躁易怒、眼突、脉数等症。

四、辨证论治

（一）辨证要点

气滞痰凝壅结颈前是瘿病的基本病理，日久引起血脉瘀阻，以气、痰、瘀三者合而为患。部分病例，由于痰气郁结化火，火热耗伤阴精，而导致阴虚火旺的病理变化，其中尤以肝、心两脏阴虚火旺的病变更为突出。

瘿病初起多实，患者则由实致虚，尤以阴虚、气虚为主，以致成为虚实夹杂之证。

（二）治疗原则

本病以颈部有瘿肿为基本临床特征。治疗以理气化痰、消瘿散结为基本治则。瘿肿质地较硬及有结节者，应适当配合活血化瘀。火郁阴伤而表现阴虚火旺者，则当以滋阴降火为主。

（三）证治分类

1. 气郁痰阻

主症：颈前正中肿大，质软不痛，颈部觉胀，胸闷、喜太息，或兼胸胁窜痛，病情的波动常与情志因素有关，苔薄白，脉弦。

治法：理气舒郁，化痰消瘿。

方药：四海舒郁丸加减：青木香、陈皮各 15g，昆布、海带、海藻、海螵蛸、海蛤壳各 20g。方中以青木香、陈皮疏肝理气；昆布、海带、海藻、海螵蛸、海蛤壳化痰软坚，消瘿散结。胸闷、胁痛者，加柴胡、郁金、香附各 9g 理气解郁，咽颈不适加桔梗、牛蒡子、木蝴蝶、射干各 10g 利咽消肿。

2. 痰结血瘀

主症：颈前出现肿块，按之较硬或有结节，肿块经久未消，胸闷，纳差，苔薄白或白腻，脉弦或涩。

治法：理气活血，化痰消瘿。

方药：海藻玉壶汤加减：海藻、昆布、海带各 15g，青皮、陈皮、半夏各 12g，贝母、连翘、甘草各 10g，当归、川芎各 9g。方中以海藻、昆布、海带化痰软坚，消瘿散结；青皮、陈皮、半夏、贝母、连翘、甘草理气化痰散结；当归、川芎养血活血。共同起到理气活血、化痰消瘿的作用。结块较硬及有结节者，可酌加黄药子3g，三棱、莪术、露蜂房、山甲片、丹参各10g 以增强活血软坚、消瘿散结的作用。胸闷不舒加郁金、香附各 9g 理气开郁。郁久化火而见烦热、舌红、苔黄、脉数者，加夏枯草、丹皮、玄参各12g 以清热泻火。纳差、便溏者，加白术、茯苓、淮山药各15g 健脾益气。

3. 肝火旺盛

主症：颈前轻度或中度肿大，一般柔软、光滑。烦热，容易出汗，性情急躁易怒，眼球突出，手指颤抖，面部烘热，口苦，舌质红，苔薄黄，脉弦数。

治法：清泄肝火。

方药：栀子清肝汤合藻药散加减：柴胡 9g，芍药、茯苓、甘草各 15g，当归、川芎、栀子、丹皮、牛蒡子、海藻各 12g，黄药子 4g。栀子清肝汤中，以柴胡、芍药疏肝解郁清热；茯苓、甘草、当归、川芎益脾养血活血；栀子、丹皮清泄肝火；配合牛蒡子散热利咽消肿。藻药散以海藻、黄药子消瘿散结，黄药子还有凉血降火的作用。肝火亢旺，烦躁易怒，脉弦数者，可加夏枯草、龙胆草清肝泻火。风阳内盛，手指颤抖者，加石决明、钩藤、白蒺藜、牡蛎各 15g 平肝熄风。兼见胃热内盛而见多食易饥者，加生石膏、知母各 15g 清泄胃热。

4．心肝阴虚

主症：瘿肿或大或小、质软，病起较缓，心悸不宁，心烦少寐，易出汗，手指颤动，眼干，目眩，倦怠乏力，舌质红，舌体颤动，脉弦细数。

治法：滋养阴精，宁心柔肝。

方药：天王补心丹加减：生地 20g，丹参、玄参、茯苓、五味子、远志、桔梗各 10g，当归、天门冬、麦门冬、酸枣仁、柏子仁各 15g。方中以生地、玄参、麦冬、天冬养阴清热；人参、茯苓、五味子、当归益气生血；丹参、酸枣仁，柏子仁、远志养心安神。肝阴亏虚、肝经不和而见胁痛隐隐者，可仿一贯煎加枸杞子、川楝子养肝疏肝。虚风内动，手指及舌体颤抖者，加钩藤、白蒺藜、白芍各 15g 平肝熄风。脾胃运化失调致大便稀溏、便次增加者加白术、苡仁、淮山药、麦芽各 12g 健运脾胃。肾阴亏虚而见耳鸣、腰酸膝软者，酌加龟板、桑寄生、牛膝、菟丝子各 15g 滋补肾阴。病久正气伤耗、精血不足而见消瘦乏力，妇女月经量少或经闭，男子阳痿者，可酌加黄芪、山茱萸、熟地、枸杞子、制首乌各 18g 等补益正气、滋养精血。

五、其他疗法

1．单验方

（1）海带、昆布、海藻任选一二种，每种 30～60g，每日 1 剂，水煎服。

（2）猪靥、羊靥或牛靥，焙干，研粉，每日服 0.1～0.2g。

（3）黄药子，每日 9～12g，水煎服或泡酒服。

（4）黄药子、海藻、昆布、当归、夏枯草各 12g，陈皮 6g，蛤壳 30g，桃仁 10g，辨证加减，日 1 剂。

（5）夏枯草 30g，猫爪草、青皮、海藻、昆布、佛手、海浮石、金银花、赤芍各 20g，白芥子、川贝、半夏各 15g，日 1 剂。

（6）海藻 30g，白芥子 6g，丹皮、艾叶、椒目各 9g，王不留行、苍术、白术、云苓、猪苓、赤小豆各 12g，夏枯草、泽泻、射干、七叶一枝花各 15g，日 1 剂。

（7）夏枯草 30g，昆布、牡蛎各 24g，玄参、白术各 12g，天葵子、橘皮叶各 9g，日 1 剂，水煎服。

（8）夏枯草 24g，黄药子、黄芪、茯苓各 12g，姜半夏 9g，蜈蚣 2 条，甘草 6g，日 1 剂，水煎服。

（9）夏枯草 30g，蛇莓 15g，黄药子、昆布、海藻、玄参、地龙各 12g，象贝 10g，日 1 剂，水煎服。

2．针灸疗法

（1）主穴取缺盆。配穴：天突、曲池、合谷取双侧，捻转。治疗地方性甲状腺肿。

（2）针刺上天柱（天柱上 5 分，用徐出徐入的导气手法，力求气至病所），风池，足三里，三阴交及眼周围穴位，每周 3 次，20 次为 1 疗程。治疗甲亢突眼。

（3）辨证分型治疗甲亢，对阴虚火旺型，取间使、神门、三阴交、大冲、大溪、复溜。气阴两虚型，取内关、足三里、关元、三阴交、复溜、照海。用提插补泻手法，留针30分钟，间日1次。

（4）用补母泻子法治甲亢，取间使、内关、神门穴均用泻法，三阴交、太溪、气海，复溜穴均用补法，补法以拇指前捻为主，结合重按轻提，泻法以拇指后退为主，结合重按轻提。留针 30 分钟，隔日1次，3 个月为 1 疗程。

（5）艾灸治疗甲亢，取穴：①风府、大椎、身柱、翳风（双）、肩井（双）；②大杼（双）、风门（双）、肺俞（双）、天宗（双）。两组穴交替使用，每日 1 组，每穴灸 7 壮。或选用天突、通天、云门、曲池、中封、膻中、风池、大椎、气舍、天府、冲阳施灸，其中膻中灸 7 壮，其余穴位灸 18 壮。

（6）电针疗法：对于甲亢患者，选甲状腺外侧，配太阳（双）、内关、神门穴。中等刺激，合并其他症状，辨证论治。每日 1 次。

（7）耳针疗法：取穴可选内分泌、甲状腺、神门、颈以及相应部位，中强刺激，留针 30 分钟，每日 1 次，10 次 1 个疗程。

3. 饮食疗法

对于瘿病的患者，中医学主张用补及清的方法，除谷、豆、水果、蔬菜外，还宜常用生梨、生藕、芹菜、百合、鳖、鸭子、鸭蛋、黑鱼、野鸭、蚌肉、瓜菜类。也可选用相应的食谱。

（1）参麦团鱼：鳖（即团鱼）1 只，人参 5g，浮小麦 200g，茯苓 10g，精火腿肉 100g，以及葱、姜、鸡汤、味精、料酒、鸡蛋等各适量。清蒸，食用。

（2）山药粥：生山药 60g（去皮为糊），大米 60g，酥油、白蜜各适量。大米加水如常法煮粥。山药为糊后用酥油和蜜炒，令凝，用匙揉碎，放入粥内拌匀。晨起时用作早点食。

（3）菊苗粥：甘菊新鲜嫩芽或幼苗 15～30g，洗净切细，粳米 100g，冰糖适量煮粥。

（4）五汁饮：梨汁、荸荠汁、藕汁（或蔗汁）、麦冬汁、鲜苇根汁各若干，上物均放锅内，加清水适量，用武火烧沸后，转用文火熬煮 30 分钟即成。代茶饮。

六、转归与预后

瘿病的各种证候之间有一定的关系。痰结血瘀常为气郁痰阻的进一步发展，肝火旺盛及心肝阴虚分别概括瘿病中火旺及阴虚的两种证候，但因火旺及阴虚二者在病理上表现为相互影响，在症状上则常相兼出现。

瘿病的预后大多较好。瘿肿小、质软、病程短、治疗及时者，多可治愈。但瘿肿较大者，不容易完全消散，若肿块坚硬、移动性差、而增长又迅速者，则预后严重，肝火旺盛及心肝阴虚的轻中症患者，疗效较好，重症患者则阴虚火旺的各种症状常随病程的延长而加重和增多；在出现烦躁不安或高热、脉疾等症状时，为病情危重的表现。

七、预防与调护

1. 预防

针对水土因素进行预防，是预防瘿病的一项主要措施。在容易发生瘿病的地区，可经常食用海带或煎服海带、海藻、昆布等药物；在食盐中加入万分之一的碘化钠或碘化钾，是新中国成立后大规模采用的有效而方便的预防方法，还应注意保持精神愉快，防止情志内伤。

2．调护

瘿病患者应吃富于营养的食物及新鲜蔬菜，避免肥腻、香燥、辛辣之品。治疗期间应观察瘿肿形状及颈围的变化，并定期检查肿块硬度及活动度的变化，及早察觉转化为癌瘤的征象。有发热、心悸、纳差、乏力等症状的患者，应适当休息。

八、康复

1．穴位电透治疗

威灵仙31g，冰片10g，当归20g，红花15g，川芎15g，丹参15g。上药以75％乙醇1500mL浸泡 5 天，过滤即成。电透时以小棉球蘸取浸液夹于两极铜夹上，然后在太冲、合谷、太渊、足三里、人迎、天应穴电透。一般5～20分钟左右，15 次为 1 疗程。适用于气滞血瘀型。

2．食疗

（1）紫菜 15g，百合 10g，陈醋 30mL。三者合在一起，加水煎汤。吃紫菜，喝汤，每日 1～2次。功能软坚散结。

（2）鲜鸡蛋 3 只，醋 50mL。将鸡蛋打碎，单取蛋黄；将蛋黄与醋调匀，一次服完。

3．灸法

取穴分为两组，第 1 组为膻中、中脘、关元穴，第 2 组为大椎、肾俞、命门穴。两组穴位交替，每次每穴灸 5 壮，每壮含纯艾绒2g。灸时采用隔附子饼灸，并在附子饼下加益气温阳和活血化瘀的中药粉末。隔天治疗 1 次，均以 50 次为 1 个疗程。

第三节　心悸

心悸包括惊悸和怔忡，是指患者自觉心中悸动、惊惕不安，甚则不能自主的一种病证。临床一般多呈阵发性，每因情志波动或劳累过度而发作。且常与失眠、健忘、眩晕、耳鸣等症同时并见。

《内经》无惊悸、怔忡的病证名称，但有关于惊悸、怔忡临床证候及脉象的一些论述。如《素问·平人气象论》说："胃之大络，名曰虚里贯鬲络肺，出左乳下，其动应衣（按《甲乙经》作'其动应手'），脉宗气也。盛喘数绝者则病在中；结而横，有积矣；绝不至曰死。乳之下，其动应衣，宗气泄也"。《素问·痹论》说："心痹者，脉不通，烦则心下鼓"。证之临床，若虚里的跳动，外可应衣，以及心痹时"心下鼓"，均属宗气外泄的征象，患者多自觉心悸怔忡。另一方面，惊悸怔忡患者，其脉搏亦常有相应的变化，或脉来疾数。或脉来缓慢，或脉律不齐，多有改变。《素问·平人气象论》中提到："人一呼脉一动一吸脉一动，曰少气……人一呼脉四动以上曰死，……乍疏乍数曰死"。《素问·三部九候论》说："参伍不调者病"。显然，这些关于脉搏过慢、过快、不齐等记载，与惊悸、怔忡的脉象变化是颇为吻合的，尤其是其中的脉律不齐，多属惊悸怔忡范畴。

汉·张仲景在《金匮要略》中，正式以惊悸（《说文》悸，心动也）为病名，立"惊悸吐衄下血胸满瘀血病脉证治"篇，惊悸连称，并有"动即为惊，弱则为悸"的记载，认为前者是因惊而脉动，后者是因虚而心悸。同时，书中还提到"心下悸""水在肾，心下悸"等，大抵指因水停心下所致，因此多用半夏麻黄丸、小半夏加茯苓汤等治疗。又在《伤寒论·辨太阳病脉证并治》里说："伤寒脉结代、心动悸，炙甘草汤主之"。炙甘草汤沿用至今，是治疗心悸的重要方剂之一。

唐·孙思邈《千金要方·心藏脉论》提出因虚致悸的认识："阳气外击，阴气内伤，伤则寒，寒则虚，虚则惊，掣心悸，定心汤主之"。

宋·严用和《济生方·惊悸怔忡健忘门》分别对惊悸、怔忡的病因病机、病情演变、治法方药等做了比较详细的论述，认为惊悸为"心虚胆怯之所致也""或因事有所大惊，或闻虚响，或见异相，登高涉险，惊忤心神，气与涎郁，遂使惊悸。惊悸不已，变生诸证，或短气悸乏，体倦自汗，四肢浮肿，饮食无味，心虚烦闷，坐卧不安"，治宜"宁其心以壮胆气"，选用温胆汤、远志丸作为治疗方剂。认为怔忡因心血不足所致，亦有因感受外邪及饮邪停聚而致者，"夫怔忡者，此心血不足也。又有冒风寒暑湿，闭塞诸经，令人怔忡。五饮停蓄，堙塞中脘，亦令人怔忡"，治疗"当随其证，施以治法"。

由此以来，历代医家论述渐丰，相继有所发挥。金·刘完素在《素问玄机原病式·火类》中记述了怔忡的临床表现，明确指出："心胸躁动，谓之怔忡"。成无己亦指出："悸者，心忪是也，筑筑惕惕然动，怔怔忪忪，不能自安者是矣"，并提出了心悸发生的原因不外"气虚""停饮"二端。元·朱丹溪又提出了血虚致病的理论，认为惊悸与怔忡均由血虚所致，并强调了痰的致病作用。《丹溪心法·惊悸怔忡》说："惊悸者血虚，惊悸有时，以朱砂安神丸""怔忡者血虚。怔忡无时，血少者多；有思虑便动，属虚；时作时止者，痰因火动""肥人属痰，寻常者多是痰"。

明·虞抟《医学正传·怔忡惊悸健忘证》对惊悸、怔忡两者的区别做了具体叙述："怔忡者，心中惕惕然动摇而不得安静，无时而作者是也；惊悸者，蓦然而跳跃惊动，而有欲厥之状，有时而作者是也"。王肯堂《证治准绳·杂病·悸》承接《丹溪心法》"悸者怔忡之谓"的说法，明确提出："悸即怔忡，而今人分为两条，谬矣"。在引起心悸的原因方面，则认为"有汗吐下后正气内虚而悸者，有邪气交击而悸者，有荣卫涸流脉结代者则又甚焉"。《景岳全书·怔忡惊恐》认为怔忡由劳损所致，临床表现为"心胸筑筑振动"，生动地描述其症状谓："在上则浮撼于胸臆，在下则振动于脐旁。虚微动亦微，虚甚动亦甚"。在治疗及护理上则主张："凡患此者速宜节欲节劳，切戒酒色。凡治此者速宜养气养精，滋培根本"。

清·王清任对瘀血导致的心悸做了补充，《医林改错·血府逐瘀汤所治症目》说："心跳心忙，用归脾安神等方不效，用此方百发百中"。唐容川《血证论·怔忡》亦说："凡思虑过度及失血去血过多者，乃有此虚证，否则多挟痰瘀，宜细辨之"。

据本病的临床证候表现，西医之各种原因引起的心律失常如心动过速、心动过缓，以及甲状腺功能亢进症等甲状腺疾病、女性更年期综合征等，有本病表现者，可能参考本节辨证治疗。

一、病因病机

（一）病因

心悸的形成，常与心虚胆怯、心血不足、心阳衰弱、水饮内停、瘀血阻络等因素有关。《杂病源流犀烛·怔忡源流》说："怔忡、心血不足病也……心血消亡，神气失守，则心中空虚，怏怏动摇不得安宁，无时不作，名曰怔忡；或由阳气内虚，或由阴血内耗，或由水饮停于心下，水气乘心……，或事故烦冗，用心太劳……或由气郁不宣而致心动……，以上皆怔忡所致之由也"。临床上常见的病因有如下几类：心虚胆怯、心血不足、阴虚火旺、心阳不振、水饮凌心、瘀血阻络。

（二）病机

1．病位

心悸包括惊悸和怔忡，是指患者自觉心中悸动、惊惕不安，甚则不能自主的一种病证，其病位在心胸。

2．发病机制

（1）心虚胆怯：平素心虚胆怯之人，由于突然惊恐，如耳闻巨响，目睹异物，或遇险临危，使心惊神慌不能自主，渐至稍惊则心悸不已，如《济生方·惊悸论治》指出"惊悸者，心虚胆怯之所致也，且心者君主之官，神明出焉，胆者中正之官，决断出焉，心气安逸，胆气不怯，决断思虑，得其所矣。或因事有所大惊，或闻巨响，载见异相，登高涉险，惊忤心神，气与涎郁，遂使惊悸"。此外，如大怒伤肝，大恐伤肾，怒则气逆，恐则精却，阴虚于下，火逆于上，亦可动撼心神，而发惊悸。如痰热内蕴，复力郁怒，胃失和降，痰火互结，上扰心神，亦可导致心悸的发生，此即《丹溪心法·惊悸怔忡》篇所说的"痰因火动"之说。

（2）心血不足：心主血，心血不足，常能导致心悸、怔忡。《丹溪心法·惊悸怔忡》篇指出，"怔忡者血虚，怔忡无时，血少者多"，阴血亏损，心失所养，不能藏神，故神不安而志不宁，发为本证，所以久病体虚，失血过多容易导致心悸。如果思虑过度，劳伤心脾，不但耗伤心血，又能影响脾胃生化之源，渐至气血两亏不能上奉于心者，亦能发生心悸。

（3）阴虚火旺：久病体虚，或房劳过度，或遗泄频繁，伤及肾阴；或肾水素亏，水不济火，虚火妄动，上扰心神，亦能导致本病。如《素问玄机原病·火类》指出的"水衰火旺而扰火之动也，故心胸躁动，谓之怔忡"。

（4）心阳不振：大病久病之后，阳气衰弱，不能温养心脉，故心悸不安。此即《伤寒明理论·悸》篇所说的，"其气虚者，阳气内弱，心下空虚，正气内动而悸也"。

（5）水饮凌心：脾肾阳虚，不能蒸化水液，停聚而为饮，饮邪上犯，心阳被抑，因而引起心悸。这就是《伤寒明理论·悸》篇说的："其停饮者，由水停心下，心主火而恶水，水既内停，心自不安，则为悸也"。

（6）瘀血阻络：一是由于心阳不振，血液运行不畅；一是由于痹证发展而来。如《素问·痹论篇》指出："脉痹不已，复感于邪，内舍于心""心痹者，脉不通，烦则心下鼓"。《医宗必读·悸》解释说"鼓者，跳动如击鼓也"。可见风寒湿邪搏于血脉，内犯于心，以致心脉痹阻营血运行不畅，亦能引起心悸怔忡。

二、理化检查

心音听诊，血压测定，心电图，超声心动图，心电向量，X 线摄片，"抗 O"，血沉，心肌酶谱检查可资诊断。

三、诊断与鉴别诊断

1．诊断要点

心悸为本病的主要症状，可着重从以下两个方面进行诊断。

（1）发病情况：心悸的发作有阵发与持续之别。心悸阵发者：视病情之不同，或数日 1 次，或 1 日数次。发作时心悸甚剧，过后则可无明显不适，正如《医学正传·怔忡惊悸健忘证》所谓"蓦然而跳跃惊动，而有欲厥之忧有时而作者是也"。持续发作者，则终日心悸不安，难以自持，"心中惕惕然动摇而不得安静，无时而作者是也"。

（2）临床特征：本病的主要症状为心悸，以患者自觉心中急剧跳动，惊慌不安，不能自主为主要临床特征。常兼见短气乏力，神倦懒言等症。心悸之时，常伴有脉象的异常变化，故脉诊在心悸的诊断中，具有十分重要的意义。随病因病机的不同，可出现促脉、结脉、代脉、数脉、疾脉、迟脉、涩脉、细脉等脉象。部分病情较重的怔忡患者尚有虚里跳动显著、其动应衣的现象。

2. 鉴别诊断

应着重与下列病证相鉴别。

（1）惊悸与怔忡的异同：惊悸与怔忡的病因不同，病情程度上又有轻重之别。所以《秘传证治要诀及类方·怔忡》篇指出"怔忡……与惊悸若相类而实不同"。怔忡每由内因引起，并无外惊，自觉心中惕惕，稍劳即发，病来虽渐，但全身情况较差，病情较为深重；惊悸则相反，常由外因而成，偶受外来刺激，或因惊恐，或因恼怒均可发病，发则心悸，时作时止，病来虽速，但全身情况较好，病势浅而短暂。故《红炉点雪·惊悸怔忡健忘》篇指出："惊者心卒动而不宁也；悸者，心跳动而怕惊也；怔忡者，心中躁动不安惕惕然如人将捕之也"。足见惊悸与怔忡在病因、病情程度上是有明显差异的，但是二者亦有密切的联系。一方面，惊悸日久可以发展为怔忡，正如《医学入门·惊悸怔忡健忘》篇说"怔忡因惊悸久而成"。另一方面，怔忡患者又易受外惊所扰，而使动悸加重，《石室秘录·内伤门·怔忡》篇说："怔忡之证，扰扰不宁，心神恍惚，惊悸不已"。

（2）胸痹：患者虽亦表现胸中窒闷不舒、短气，但毕竟以胸部闷痛为主要症状，临床上不难与惊悸怔忡相鉴别。然而，有的患者既有胸部闷痛，又有心悸，两种病证同时存在，临证时应加以注意。

四、辨证论治

（一）辨证要点

临床辨证首先掌握的要点：一是要看患者是否有"心跳""心慌"而不能自主的自觉症状；其次要根据症情区别心悸的性质，是实证还是虚证，是心阳虚还是心阴虚，是挟痰还是挟瘀；第三要掌握惊悸与怔忡的区别。惊悸之证，临床常因惊而悸，初起虽由外因而成，以实证为多，但也有内虚的因素存在；怔忡之证，则与一般惊悸不同，以虚证为多，并无外因，经常心悸，胸闷不舒，发则悸跃不能自控，甚则心痛阵发。惊悸日久不愈，亦可发展成为怔忡。

（二）治疗原则

治疗临证时应予详细辨别虚实，虚证当以养血安神为主，如心阳不足或阳虚饮逆，当补养心气，温通心阳为治。实证如因瘀血所致，当以活血化瘀为法，如果病由痰热引发，治疗又当从清热化痰着手为妥。若是久病，虚中有实，病情较为复杂者，则宜标本兼顾，攻补兼施。

（三）证治分类

1. 心虚胆怯

主症：心悸，善惊易恐，坐卧不安，少寐多梦，舌苔薄白或如常，脉象动数或虚弦。

治法：镇惊定志，养心安神。

方药：安神定志丸加琥珀、磁石、朱砂。龙齿、琥珀、磁石、朱茯神各 20g，菖蒲、远志各

15g，人参各 12g。方中龙齿、琥珀、磁石以镇惊宁心，朱茯神、菖蒲、远志以安神定志，人参补益心气。若惊悸心虚胆怯可加炙甘草以补益心气，心阴不足加柏子仁、五味子、酸枣仁各 15g 以养心安神、收敛心气。若心悸而烦，善惊痰多，食少泛恶，舌苔黄腻，脉象滑数者，是痰热内扰，胃失和降，心神不安之故，可用黄连温胆汤以清痰热，痰热清则心自安宁。方中亦可加入枣仁、远志等以安神养心。

2．心血不足

主症：心悸头晕，面色不华，倦怠无力，舌质淡红，脉象细弱。

治法：补血养血，益气安神。

方药：归脾汤加减：茯苓、白术、龙眼肉、酸枣仁、黄芪各 30g，木香 15g，党参、甘草各 10g，当归、远志各 6g。方中以当归、龙眼肉补养心血；用人参、黄芪、白术、炙甘草益气健脾，以资生血之源；酸枣仁、茯神、远志安神定志；再辅木香行气，使之补而不滞。如见心动悸而脉结代者，乃气虚血少，血不养心之故，宜用炙甘草汤益气养血，滋阴复脉，方中炙甘草甘温复脉，以利心气，人参、大枣补气益胃；桂枝、生姜辛温通阳；地黄、阿胶、麦冬、麻仁为伍，滋阴补血，以养心阴。诸药配合，能使气血充盈，则心动悸而脉结代之症可解。若热病后期，损及心阴而致心悸者，则用生脉散以益气养阴。本方人参补益元气，麦冬养阴，五味子收敛耗散之心气，三药合用，有益气养阴补心之功。

3．阴虚火旺

主症：心悸不宁，心烦少寐，头晕目眩，手足心热，耳鸣腰酸，舌质红，少苔或无苔，脉象细数。

治法：滋阴清火，养心安神。

方药：用天王补心丹或朱砂安神丸为治。若阴虚而火不旺者，可用天王补心丹加减，生地 20g，丹参、玄参、茯苓、五味子、远志、桔梗各 10g，当归、天门冬、麦门冬、酸枣仁、柏子仁各 15g。方中生地、玄参、麦冬、天冬养阴清热；当归、丹参补血养心；人参补益心气；朱砂、茯苓、远志、枣仁、柏子仁安养心神；五味子收敛心气之耗散；桔梗引药上行，以通心气。若见虚烦咽燥，口干口苦等热象较著者，可用朱砂安神丸主之，朱砂 15g，生地、当归 8g，黄连 12g，甘草 10g。诸药为伍，有泻心火、养心阴、补心血、宁心神 4 种功效，为治疗心神不安、烦躁心悸的常用方药。如阴虚火旺而兼见五心烦热、梦遗腰酸者，乃阴虚相火妄动之故。可用知柏地黄丸化裁，以滋阴降火。

4．心阳不振

主症：心悸不安，胸闷气短，面色苍白，形寒肢冷，舌质淡，脉象虚弱或沉细而数。

治法：温补心阳，安神定悸。

方药：用桂枝甘草龙骨牡蛎汤加味：桂枝、甘草各 10g，龙骨、牡蛎各 15g，人参 12g，附子 9g。方中桂枝、甘草温补心阳；龙骨、牡蛎安神定悸。可加人参、附子以温阳益气。如病情严重，汗出肢冷，面青唇紫，喘不得卧者，上方重用人参、附子加服黑锡丹以回阳救逆。

5．水饮凌心

主症：心悸眩晕，胸脘痞满，形寒肢冷，小便短少或下肢浮肿，渴不欲饮，恶心吐涎，舌苔白滑，脉象弦滑。

治法：振奋心肌，化气行水。

方药：苓桂术甘汤加减：茯苓、桂枝各 15g，甘草 9g，白术 12g。方中茯苓淡渗利水；桂枝、甘草通阳化气；白术健脾祛湿。如水饮上逆，恶心呕吐加半夏、陈皮、生姜之品以和胃降逆。如肾阳虚衰不能制水，水气凌心，症见心悸喘咳，不能平卧，小便不利，浮肿较甚者，宜用真武汤加减，以温阳行水。正如离照当空，则阴霾自散。

6．心血瘀阻

主症：心悸不安，胸闷不舒，心痛时作，或见唇甲青紫，舌质紫暗或有淤斑，脉涩或结代。

治法：活血化瘀，理气通络。

方药：桃仁红花煎加减：当归、桃仁、红花各 10g，香附、青皮、丹参、生地、赤芍各 12g，川芎、延胡索各 15g。方中桃仁、红花、丹参、赤芍、川芎活血化瘀，延胡索、香附、青皮理气通脉，生地、当归养血和血。可加入桂枝、甘草以通阳气，龙骨、牡蛎以镇心神。诸药合用，使心络通畅，则悸痛自止。

五、其他疗法

1．单验方

（1）基本方：炙黄芪、丹参 12g，党参、桂枝、麦门冬、当归、炙甘草各 10g，五味子 6g，随证加减。水煎服，日 1 剂。

（2）以苦参、鹿衔草、炙甘草各 10～15g（苦参可用至 30g），水煎服，日 1 剂。

（3）定心汤：龙眼肉 30g，酸枣仁 15g，山萸肉 15g，炒柏子仁 12g，生龙骨 12 g，生牡蛎 12g，生乳香 3g，没药 3g。水煎服。

（4）养心镇惊汤：白茅根 15g，天竺黄 9g，龙骨 9g，牡蛎 9g，钩藤 9g，磁石 12g，生白芍 15g，银花藤 9g，茯神 9g，朱砂 4.5g，菖蒲 10g，水煎服。

2．针灸疗法

（1）针刺心俞、内关、夹脊胸、足三里、脾俞、膈俞、足三里、神门。

（2）耳针：取心、神门、胸、肺、皮质下、肾、肝、胆。每次选 2～3 穴。

3．推拿疗法

（1）心虚胆怯：按心俞、胆俞、风府、安眠穴，点按内关、劳宫、神门、极泉。

（2）心血不足：点按心俞、内关、神门、关元、气海。

（3）阴虚火旺：点按心俞、内关、劳宫、关元、气海，点按三阴交。

（4）心阳不振：点按心俞、内关、搓运夹脊，点按肾俞、俞门。

（5）水饮凌心：点按脾俞、三焦俞、神门、内关、关元。

（6）心血瘀阻：点按心俞、内关、膻中。

4．饮食疗法

（1）桂圆莲子粥：桂圆 15g，莲子 10g，大米 50g。同入锅，加水如常法煮粥食。早晚均宜食用。

（2）蒸龙眼肉：龙眼肉 50g，锅内蒸熟，加白糖拌匀，分数次食用。或以龙眼肉加白糖，熬制成膏，经常食用。

（3）龙眼枣仁芡实汤：龙眼肉、炒枣仁各 10g，芡实 12g，煮汤后睡前饮食。

（4）莲子粉粥：莲子肉去皮带心 50g，龙眼肉 30g，冰糖适量。先将去皮干莲子（带心）磨粉，用水调成糊状，放入沸水中，同时放入龙眼肉，煮成粥，加入冰糖，每晚睡前服食 1 小碗。

（5）生姜红糖粥：鲜生姜 5～10g，切成小片或细粒，粳米或糯米 100g，加水如常法煮粥。或加大枣 5 枚亦可，粥熟后加白糖调服。

（6）萝卜姜汁饮：萝卜压取汁 30mL，加入姜汁 5mL，加热稍煮，温热饮用。

（7）沙麦饮：沙参 30g，麦冬 20g，加水煎，代茶频频饮用。

（8）芦根枣仁饮：芦根 45～60g，酸枣仁 15g，加水煎汁，每日饮数次。

六、转归与预后

本病的证候特点是虚实相兼，以虚为主，故病的转归主要是虚实的变化，其关键取决于正虚，即脏腑气血阴阳亏损的程度。本病发生初期，如能及早治以宁心安神，避免外界影响，其症状便可消失。倘若病情发展，引起其他脏腑功能失调，病势加重，则非短时可以治愈。治疗上治本为主，或标本兼顾，治疗得当，亦可收效。同时，脏腑之间亦互相影响，脏腑亏损越多，则病情越重。如持续出现心脉不齐，脉结代，一般病情较重。若表现心阳暴脱或水气凌心，脉微欲绝之候，则病势险恶难愈。

总之，心悸的预后与其脏腑亏损之程度及标证治疗有密切关系。

七、预防与调护

1. 预防

保持心情愉快，避免情志内伤。惊悸怔忡每因情志内伤、恐惧而诱发。经常保持心情愉快，则可避免情志为害，减少发病。饮食有节，起居有常，平素饮食不宜过饱，生活有一定的规律。保证一定的休息和睡眠，注意劳逸结合。注意寒暑变化，避免外邪侵袭。防止因感受风寒、湿、热等外邪，而诱发心悸，或使病情加重。

2. 调护

轻症患者，可做适当的体力劳动，以不感觉劳累为限度。应避免剧烈活动及强体力活动。重症患者，平时即觉心悸、气短较甚，甚至面浮肢肿，脉象结代，则应卧床休息。

药物治疗十分重要，治疗过程中应坚持服药，症状缓解后，亦当遵医嘱服药巩固一段时间。

八、康复

1. 食疗

用黄芪 10g，粳米 50g，加水 200mL，煮米熟汤稠，食用时可加红糖适量，早晚温热服，7～10 天为 1 疗程。

2. 针灸疗法与按摩疗法

耳针取心点、交感点，行埋针、颗粒压迫法。体针，如心胸痛，取心俞、大陵、内关，或灸厥阴俞、神道、心俞、天中、膻中、曲泽、都门、大陵、太渊、三阴交、太溪诸穴。如脉结代，心动悸者，以内关、神门、夹脊 4～5（或心俞、厥阴俞）为主穴。每次取 2 穴，交替使用。

3. 理疗

用薤白、桂枝、桃仁、红花炒热，熨夹脊 4~5 或心俞、厥阴俞，适于有心痛者。

4. 敷贴法

温泉浴、热水浴、日光疗法等，也可酌情选用。

第四节　阳痿

阳痿为阳事不举，或临房举而不坚，因而影响正常性生活的一种疾病。

1973 年底，在长沙马王堆出土的书简中就有对本病的记载，其中的《养生方》称本病为"老不起""不起"，并载有治疗阳痿的方剂 3 首，其中一首治疗阴虚阳痿，方中含天冬、芦根、秫米制成的酸浆等，其功效能"使人即起"；此外，还载有以米酒及某种"气钩口仰"的气功方法治疗阳痿。

《内经》称阳痿为"阴痿"，《灵枢·经筋》认为，寒邪、热邪、湿邪都可以导致阳痿的发生，"足厥阴之经，伤于寒则阴缩入……热则筋弛不收，阴痿不用……太阴司天，湿气下临，肾气上从，胸中不利，阴痿气大衰，而不起不用"，对于本病与脏腑的关系，《内经》认为，前阴为肝经所主，阳痿是由于肝经受邪所致，受此启发，后世有医家提出"阳痿从肝论治"的学术观点。

隋唐以后，对本病的病因病机的认识有了进一步的发展，其特点主要是从肾虚立论，隋·巢元方认为本病的病因病机主要是肾虚致痿，他在《诸病源候论·虚劳阴痿候》中指出："肾开窍于阴，若劳伤于肾，肾虚不能荣于阴器，故痿弱矣"；唐·王焘亦认为房劳过度、损伤肾阳是本病的主要病因病机，他在《外台秘要》中指出："五劳七伤阴痿，十年阳不起，皆由少小房多损阳"。

至明代，本病始称为"阳痿"，《景岳全书》首次记载本病病名，对本病的病因病机进行了全面的论述，他指出："凡男子阳痿不起，多由命门火衰，精气虚冷，或以七情劳倦损伤生阳之气而致此证。亦有因湿热炽盛，以致宗筋弛纵而为痿弱者"，又称"凡断思虑焦劳忧郁太过者，多致阳痿"以及"惊恐不释者，亦致阳痿"，张景岳将本病的病因病机概括为命门火衰、湿热炽盛、忧郁思虑太过及惊恐不释等 4 个方面，这种学术观点被沿用至今。

清代以后，中医学对本病的认识更趋详尽。《临证指南医案》将阳痿分为 6 种证候进行辨证治疗，如少壮及中年患此病，属色欲伤及肝肾者，用峻补真元、兼血肉温润之品缓调之；由恐惧伤肾者，治宜固肾，稍佐升阳；由思虑烦劳而成者，心脾肾兼治；郁损肝阴者，必由胆治；湿热为患者，治用苦味坚阴，淡渗去湿；阳明虚宗筋纵者，通补阳明。

阳痿是临床最常见的男科疾病，现代医学上称之为勃起功能障碍。

一、病因病机

（一）病因

1. 情志失常

情志不遂，或悲伤忧虑过度，可致肝气郁结，或暴怒伤肝，使肝失疏泄，气血不畅，宗筋失去气血充养而致阳痿；忧思过度，损伤脾气，脾不能"散精于肝，淫气于筋"，致宗筋失养而产生阳痿；突受惊恐，"惊则气乱""恐则气下"，导致阳痿，正如张景岳所说的"阳旺之时，忽有惊恐，则阳道立痿"。

2. 房劳过度

早婚多育，恣情纵欲，或频繁手淫，均可导致肾精亏虚，命门火衰，渐至阳痿。

3. 先天不足

父母体弱，或近亲结婚，或母亲带病妊娠，均可能导致先天不足而致阳痿。

4. 病后失养

大病久病之后，失于调养，可致精、气、血亏虚，宗筋失于濡养；或因气虚，导致瘀血与痰浊内生，阻滞气血运行，可致阳痿。

5. 外感六淫

外感寒邪，客于宗筋，或外感湿邪入里化热，导致湿热炽盛，导致"阴痿气大衰而不起不用"。

6. 饮食所伤

烟酒过度，导致湿热内盛；或过食肥甘厚味，导致痰浊内生；或食少气血生化无源，均可导致阳痿。

7. 外伤

阴部遭受跌仆，或为枪棒所伤，导致瘀血阻，气血运行不畅，可致阳痿。

（二）病机

1. 病位

本病病位在肾，与肝脾等脏器功能失调密切相关。

2. 发病机制

本病的发病机制不外虚实两端。虚证主要是各种原因导致的肾精亏虚、气血不足，使宗筋失养而痿弱不起；而实证阳痿则是由于多种原因导致寒湿、湿热、瘀血或痰浊等诸邪阻于经脉，气血运行不畅，宗筋失于充养；亦可因情志受损引起气机运行逆乱而致病。

近年来，对本病的病因病机的认识倾向于从多角度来探讨，大多数医家认为阳痿为肾阳不足或阳气不能达于宗筋所致，因而主张用补肾壮阳或通阳益肾的药物进行治疗，如近年来报道的治疗阳痿的专方专药，多数都是以补肾壮阳的药物为主要成分；亦有医家认为阳痿与肝关系密切，因而主张"阳痿从肝论治"，徐氏认为"阳痿不外虚实两端，实者责之于肝，虚者责之于肾"。亦有学者强调心在本病发病中的重要作用，如柯氏认为痰热困扰神明可以导致阳痿，因心是君主之官，痰热扰心则宗筋失其所主以致弛纵不收，痿弱不用；而陈氏则提出心虚神扰可致阳痿，故采用益肾养心法治疗阳痿，疗效颇佳。

二、理化检查

（一）体格检查

1. 一般情况

应注意体型、毛发、第二性征、肌肉力量等。

2. 心血管

必须测定血压及四肢脉搏，脉搏的减弱或消失常提示有大动脉的栓塞或狭窄，此外，还应检查阴茎的供血情况，可用手指轻轻按压和放松阴茎体部，观察阴茎和龟头血液充盈和回流情况。

3．神经系统

着重注意下腰部、下腹部、下肢、会阴及阴茎的浅感觉和深感觉。

4．腹部

有无肝脾大及腹腔积液等情况。

5．外生殖器

主要注意阴茎的大小、形状及包皮是否异常；睾丸的大小、质地，附睾、精索等有无硬结，有无静脉曲张及鞘膜积液；如怀疑前列腺异常可做肛门指检。

（二）实验室检查

（1）血常规、尿常规、空腹血糖、肝肾功能及血脂是必须的，以证实或排除引起阳痿的常见疾病。

（2）激素检测：①睾酮应注意不同年龄以及同一患者一天内睾酮水平均有不同的表现，下午可以比早晨下降30%以上；其次，睾酮水平下降与阳痿的发病并无必然联系。②泌乳素阳痿伴有性欲下降者，应检查泌乳素，但应注意排除某些药物所致的高泌素，如雌激素、甲氧咪胍等。③甲状腺素甲亢及甲减均可导致阳痿，如有相关表现，需做此检查。④儿茶酚胺及其代谢产物有助于诊断肾上腺功能异常所致的阳痿。

需要指出的是，激素检测费用较高，检测方法较多，某些方法的准确性难以保证，而且激素水平与阳痿的发病的关系有待进一步地证实，因此，激素检测并不是本病必需的。

（3）特殊检查：①夜间阴茎涨大试验：可使用纸带、硬度测试仪等。正常参数是每夜勃起的频率3～6次，每次持续10～15分钟，硬度超过70%，膨胀>2～3cm。②阴茎肱动脉指数（PBI）：正常值PBI>0.75。③阴茎海绵体注射血管活性药物试验（ICI）：常用罂粟碱、酚妥拉明、前列腺素 E_1 及血管活性肠肽等。但必须注意 ICI 可能出现的并发症。④其他检查：彩色双功能超声检查、阴茎海绵体测压、阴茎海绵体造影、选择性阴茎动脉造影、海绵体活检等，宜根据病情的需要而选择进行。

三、诊断与鉴别诊断

1．诊断要点

（1）主要临床表现：成年男子阳事不举或临房举而不坚，致使不能行房事。

（2）本病分为原发性和继发性两类：原发性表现为从未进行过成功的房事；而继发性阳痿则是曾有过成功的性交，后因各种原因导致阳痿，二者在病因、治疗等方面不同，需加以区分。

（3）大部分阳痿与患者心理障碍有关，因此，必须详细诊察患者的心理状况。

（4）由于目前性教育的开展不够普及，部分患者可能是由于缺少性知识而致阳痿，必须详细了解患者的性生活情况，有助于寻找病因。

（5）某些疾病可能导致继发性阳痿，如糖尿病、甲状腺功能亢进等，需做相关疾病的诊断。

2．鉴别诊断

应注意鉴别精神性阳痿与器质性阳痿。二者区别如下。

（1）精神性阳痿常有情志异常为诱发因素，多为突然发作；而器质性阳痿则起病缓慢，经常由外伤、服用某些药物、或者由某些疾病如消渴病（糖尿病）等引起。

（2）精神性阳痿在某些情况下能够勃起，如夜间睡眠时，或受到性刺激时，只是在房事时不能勃起或举而不坚；而器质性阳痿则是在任何情况下都难以勃起。

四、辨证论治

（一）辨证要点

1. 辨虚实

一般来说，初病多实，久病多虚；突然起病多实，渐渐起病多虚；青壮年发病者多实，老年起病多虚；原发性阳痿多虚，继发性阳痿多实。

2. 辨病位

阳痿的病位与其病因有关，辨其病位对有效的治疗非常重要。因郁、怒等情志所伤者，病位在肝；突受惊恐而发病者，其病位多在胆、心、肾等；由湿热外袭而致病者，其病位在肝经；湿热内蕴者，其病位由脾至肝；因房劳所伤者，病位在肾。但需注意的是，临床上经常出现多个脏器同时受累的。

3. 辨原发与继发

原发性阳痿者从无正常性交，多属先天不足、命门火衰所致；若原来性事正常，以后见阳痿者，属继发，继发性阳痿或因肝郁，或为惊恐，或思虑过度，或湿热痰瘀，或因某些疾病及某些药物所致，实证多见。

（二）治疗原则

（1）虚者宜补，实者宜泻；热者清之，寒者温之。肾阳不足，命门火衰者，宜补肾壮阳，但补阳之时宜稍佐滋阴之品以"阴中求阳"，使"阳得阴助而生化无穷"；而肾阴不足者，以滋补肾阴为主，宜稍佐补阳之品以"阳中求阴"。

（2）补虚时宜用血肉有情之品以补肾填精。

（3）宜重视精神治疗：相当部分阳痿患者可以通过精神治疗取得良好的疗效。

（三）证治分类

1. 实证

（1）湿热下注

主症：阳痿伴有阴囊潮湿，或痒或痛，小便黄赤灼热，或尿有余沥，肢体困重，舌红苔黄腻，脉数。

治法：清热利湿。

方药：龙胆泻肝汤加减：药用龙胆草 18g，黄芩、栀子、泽泻、当归、生地各 12g，柴胡、木通、车前子各 9g。伴有少腹疼痛不适者，可加川楝子、青皮等；尿频、尿急、尿痛明显者可合用八正散加减；伴有血尿者可加大蓟、小蓟、白茅根等。

（2）寒凝肝脉

主症：阳痿伴见少腹及睾丸部冷痛，其痛得温则减，遇寒更甚，舌淡苔白，脉弦紧。

治法：温经散寒。

方药：暖肝煎加减：乌药、肉桂各 6g，沉香 3g，小茴香 9g，枸杞子、当归、茯苓各 12g。如疼痛明显者，可加郁金、延胡索以行气止痛；如素体肾阳不足而再感寒邪者，宜加仙茅、仙灵脾、九香虫等温肾壮阳，祛肝脉之寒。

（3）肝气郁结

主症：阳痿常伴有七情内伤史，症见胸闷不舒，胁肋胀痛，烦躁易怒，舌淡红，脉弦。

治法：疏肝解郁。

方药：柴胡疏肝散加减：柴胡9g，陈皮、川芎、香附、枳壳、白芍各12g，甘草6g。运用时，上方加蜈蚣2条，制散冲服以抗痿散结；加菟丝子、沙蒺藜以助肾阳；如肝气郁结日久化火，可加栀子、黄芩、龙胆草清肝火。

（4）痰浊内阻

主症：阳痿伴见胸闷，纳呆，形体肥胖，肢体困重，阴囊或其他部位可扪及痰核，舌质淡，苔白腻，脉滑。

治法：健脾化痰通络。

方药：二陈汤加减：半夏9g，陈皮、茯苓各12g，甘草6g。方中常加山药、苡仁以健脾化痰，加僵蚕、浙贝、化痰散结；加桂枝、路路通、橘核等以化痰通络。

（5）瘀血阻络

主症：阳痿伴会阴部及睾丸刺痛，痛处不移，伴胸胁胀闷而痛，性情急躁，胁下及腹中或有结块，阴部见有青筋暴露，舌暗红或有淤点，脉涩。

治法：活血化瘀通络。

方药：血府逐瘀汤加减：当归、生地各12g，枳壳、桃仁、红花、赤芍、川芎、牛膝各9g，柴胡、甘草各6g。常加穿山甲、王不留行及路路通等以加强活血通络之功；疼痛明显者，可加延胡索、五灵脂等以活血止痛。

2. 虚证

（1）命门火衰

主症：阳痿兼见形寒肢冷，面色黧黑或苍白无华，头晕耳鸣，精神萎靡不振，腰膝酸软，或见肢体浮肿，或见五更泻，舌淡苔白，脉沉细无力。

治法：温肾壮阳。

方药：赞育丹加减：仙茅、仙灵脾各9g，巴戟天、肉苁蓉、炒韭子、枸杞子、当归、炒杜仲、白术、熟地、山萸各12g，蛇床子、肉桂各6g。运用时上方宜加紫河车、鹿角胶以加强补肾填精之功，加蜈蚣、菟丝子助阳；阳虚明显者可加附子助阳。

（2）肾阴不足

主症：阳痿伴见腰膝酸软，眩晕耳鸣，失眠多梦，遗精，形体消瘦，潮热盗汗，五心烦热，咽干颧红，溲黄便干。舌红少津，脉细数。

治法：滋阴降火。

方药：大补阴丸加减：药用龟板、猪脊髓各30g，熟地15g，知母、黄柏各9g。上方运用时多加生地、枸杞子、寄生、菟丝子、川断、怀牛膝等。阴虚阳亢症见眩晕耳鸣等症，可加磁石、石决明、生牡蛎。火象不甚者，去知母、黄柏。

（3）心脾两虚

主症：阳痿伴心悸怔忡，健忘失眠，盗汗虚热，食少体倦，面色萎黄，舌淡苔白，脉细弱。

治法：益气补血，健脾养心。

方药：归脾汤加减。药用白术、茯神、龙眼肉、当归、酸枣仁各 12g，黄芪 15g，人参、木香、炙甘草、生姜、大枣各 6g。运用时方中可加九香虫以健脾益胃起痿；加桂枝温阳醒脾通络，引药直达病所。

（4）惊恐伤肾

主症：多见平素胆怯之人。卒遇惊恐，骤然阳痿，心悸失眠，心情抑郁，舌淡苔薄白，脉弦细有力。

治法：益肾安神。

方药：大补元煎与安神定志加减。药用熟地 15g，枸杞、党参、杜仲、山萸肉、山药、茯神、远志、石菖蒲各 12g，龙齿 30g。方中可加菟丝子、枸杞子以补肾，惊惕不安者，可加龙骨、牡蛎以安神。

五、其他疗法

1．单验方

（1）龟鹿补肾汤

组成：鹿角胶（熔化）12g，龟板胶（熔化）12g，炙黄芪 18g，熟地黄 20g，淫羊藿 9g，益智仁（打碎）9g，枸杞子 12g，巴戟天 15g，肉苁蓉 12g，阳起石（打碎先煎）15g。

加减：腰痛甚者，加川杜仲 12g，菟丝子 10g；肾阳虚损明显者，鹿角胶加倍量，或以鹿茸 3～4.5g 易鹿角胶；兼血虚者，加何首乌 12～15g，当归 12g；气虚者，加党参 12g，山药 15g；浸酒服者，加狗鞭 1～2 只，麻雀 2～4 只（去毛及内脏，焙干入药）疗效更显。

适应证：虚证阳痿。

（2）不倒丸

组成：黑附子 6g，蛇床子 15g，淫羊藿叶 15g，益智仁 10g，甘草 6g。

制剂：共为细末，以炼蜜 80g 调匀，做成 12 丸。

用法：每次服 1 丸，日服 3 次，温开水送服。

适应证：肾阳虚阳痿。

（3）兴阳散

组成：硫磺、蛇床子、仙茅各等份。

制剂：各研极细末，调匀。

用法：每次服 10g，早晚白开水送下。

适应证：阳痿。

（4）三子散

组成：蛇床子 30g，菟丝子 30g，五味子 15g。

制剂：上药共研为极细末。

用法：每次服 6g，黄酒为引，1 日 2 次。

适应证：阳痿。

（5）抗痿灵

组成：蜈蚣 18g，当归 60g，白芍 60g，甘草 60g。

制剂：先将后三味药晒干研细，过 90～120 目筛，然后将蜈蚣研细，再将两种药粉混匀，分为 40 包（也可制成水丸）。

用法：每次半包至 1 包，早晚各 1 次，空腹用白酒或黄酒送服。15 天为 1 疗程。

适应证：阳痿。

（6）治阳不起方：原蚕蛾未连者 1 只，阴干去头足毛羽，未之，白蜜如梧子，夜卧服 1 丸。可行十室。菖蒲酒止之。

（7）阳事痿弱方：紫梢花、生龙骨各 6g，麝香少许，为末，蜜丸梧子大，每服 20 丸，烧酒下。欲解，引生姜甘草汤。

（8）干荷散：牡蛎（烧）、蛇床子、干荷叶、浮萍草各等份，筛粗末，每用两匙，水一大碗，同煎三、五沸、滤去滓，淋浴洗下。治阴囊肿痛，湿润，瘙痒及阴痿弱。

（9）二肾助阳散：杜仲、肉苁蓉、巴戟天、小茴香、故纸、青盐、猪羊腰子同煨熟，衰老能令再少年。杜仲、肉苁蓉、巴戟天、仙灵脾、小茴香、破故纸、青盐各等份，为细末，每次以不下水猪羊腰子各 1 枚，竹刀劈开，入前药各 1 钱，以线缚住，裹湿纸数层，入火灰内煨熟，临睡时细嚼，用好酒送下，不能饮酒者白汤代之。温肾助阳，治疗阳痿。

2．针灸治疗

取穴：关元、气海、命门、肾俞、三阴交、志室等。

针法：中度刺激，留针 30 分钟，多用平补平泻法，加灸，5～10 次为 1 个疗程。具体辨证加减如下。

（1）阴虚火旺

取穴：大赫、志室、复留、三阴交、肾俞。

方法：刺用补法。

（2）命门火衰

取穴：神阙、气海、关元、肾俞、命门、百会、太溪、足三里。

方法：前三穴用灸法，余用针施以补法，使腹部穴热感传至阴部。

（3）心脾两虚

取穴：神门、心俞、三阴交、内关、足三里、中脘。

方法：用补法。

（4）肝气郁结

取穴：太冲、三阴交、外关、阳陵泉、内关、肝俞。

方法：用泻法。

（5）湿热下注

取穴：太冲、蠡沟、三阴交、肾俞、胆俞、阳陵泉、阴陵泉。

方法：用泻法。

（6）惊恐伤肾

取穴：肾穴、心俞、命门、三阴交、神门、劳宫、太冲。

方法：用平补平泻法。

（7）肾虚血瘀

取穴：地机、血海、三阴交、照海、太溪、隐白、丘墟。

方法：用平补平泻法。

3. 饮食疗法

阳痿患者宜选择的食物：瓜果蔬菜类：韭菜、淡菜、核桃仁、苦瓜等；鱼肉虾类：鱼类、麻雀肉、狗肉、公鸡肉、鹿肉、羊肉、牛鞭、肾、虾仁、海参等，皆有益肾壮阳的作用，可酌情选用。常用食疗方举例如下。

（1）虾米煨羊肉：羊肉 250g，虾仁 25g，生姜 5 片，加水煮熟，3 次服食完。每周制作 1 次。温肾壮阳。

（2）枸杞子煲猪腰：猪腰子 1 对，枸杞子 50g。将猪腰洗净，切成小块，加水煲汤，调味食用。补肾填精。

（3）杜仲煨公鸡：未成熟公鸡 1 只，去毛及内脏，洗净，加杜仲 30g，文火煨至熟，加调料，吃肉饮汤。补肾兴阳。

（4）韭菜炒虾米：韭菜 150g，鲜虾 50g 炒熟佐膳，1 周食 2～3 次。补虚益肾兴阳。

六、预防与护理

（一）预防

1. 情志方面

青壮年阳痿多与精神情志有密切关系，宜立志向，舒情怀，防郁怒，是预防阳痿的重要一环。情绪要开朗，清心寡欲，注意生活调摄，加强锻炼，以增强体质，提高抗病能力。

2. 饮食方面

要饮食有节，起居有常，不可以酒为浆，过食肥甘，以免湿热内生，酿成此患。

3. 性生活方面

性生活是人类生活的一部分，不可无，亦不可过。切勿恣情纵欲，或手淫过度。在感到情绪不快、身体不适或性能力下降时，应暂时避免性的刺激，停止性生活一段时间，以保证性中枢和性器官得以调节和休息，利于情志的调节和疾病的恢复。

4. 普及性教育

普及性知识教育，正确对待性的自然生理功能；减轻对房事的焦虑心理，消除不必要的思想顾虑，避免精神性阳痿的发生。

5. 积极治疗其他疾病

积极治疗可能引致阳痿的各种疾病。避免服用可能引起阳痿的药物。与此同时，配合妻子良好的精神护理，女方要体贴、谅解男方，帮助男方树立战胜疾病的勇气。不可指责或轻视男方，使患者在谅解、温暖的气氛中增强信心，以有益于精神调养和疾病的康复。

（二）调护

（1）注意精神调养，解除顾虑，患者妻子应给其安慰，切忌冷漠蔑视，以免加重病情。

（2）饮食宜清淡，忌烟酒及辛辣刺激之品。

（3）早期治疗：患阳痿不可忧虑惊慌，要及时诊治。男女双方都应正确对待，应向医生介绍全部疾病及其发展变化的情况，认真查清病因，以利于早期治疗。切忌讳疾忌医，隐瞒病情，贻误治疗时机。

第五节　脏躁症

脏躁是指五脏躁扰，情志烦乱，甚或哭笑无常，呵欠频作。如发生在妊娠期，则称"孕悲"，发生在产后，则称产后脏躁。病名虽异，但症状相同，其特点为反复发作，临床表现颇复杂；精神抑郁，多疑善虑，长嘘短叹；忽而反应迟钝，若有深思，犹如神志失常；忽而悲伤痛苦，如丧考妣，涕泪俱下；忽而急躁烦怒，情感激烈，极不稳定；忽而手舞足蹈，喜笑无常，不能自己……。本病与患者体质有关，常由精神因素诱发，女性多于男性，多因机体阴阳失调，气机紊乱而成。

本病首见于《金匮要略·妇人杂病脉证并治篇》，曰："妇人脏躁，喜悲伤欲哭，象如神灵而作，数欠伸，甘麦大枣汤主之，宋代《妇人良方》中指出"脏躁者，脏躁也"。并记载妊娠的脏躁及其方药——淡竹茹汤，以补甘麦大枣汤之不足。清代《医宗金鉴·订正金匮要略》认为脏躁的"脏"主要是指心脏，谓"脏，心脏也，心静则神藏，若为七情所伤，则心不得静，而神躁扰不宁也，故喜悲伤欲哭，是神不能主也，象如神灵所凭，是心不能神明也"。诸家肯定了脏躁与心神失养有关，为女性多见。

现代医学中的神经官能症、癔病、更年期综合征、精神病等病症出现本症证候者，可参考本病辨证论治。

一、病因病机

前人认为脏躁的发生主要在于心神失养，后世医家多认为因五志化火，脏阴不足所致。妊娠期发病者，因阴血聚于冲任，脏阴相对不足，五志之火内扰，上扰心神所致。

（一）病因

1. 饮食所伤

嗜酒及厚味，助湿生热；或饮冷伤脾，脾失健运、痰湿内生，郁而化热；或嗜食辛辣之品，化燥伤阴，痰热扰及心神或阴虚不足，心失所养而发病。

2. 情志不遂

忧思伤脾，或肝郁乘脾，脾虚生痰化热；或五志化火，炼津成痰，痰火互结，扰及神明；或肝郁化火，肝阴不足，魂失所守而成脏躁。

3. 产后久病

产后气血不足，阴液亏损；久病伤肾，阴阳失调，发为脏躁。

4. 禀赋不足

素体阴阳偏盛偏衰或年老体弱，阴阳失调而成脏躁。

5．劳欲过度

劳倦过度伤脾，纵欲伤肾，脾虚生痰酿热，扰及心神，终致阴阳失调而发病。本病多由情志因素诱发。

（二）病机

1．病位

心、肝、脾、肾各脏。

2．病性

本病以虚证多见，也可出现虚实夹杂证。虚证主要为阴、阳偏衰；虚实夹杂多为本虚兼痰热所致。

3．病势

总的趋势是先有肝、脾、肾各脏受损，阴阳失调，继则导致心失所养，神失所藏而发病。

4．病理机制

本病常发于素体虚弱或妊娠及产后，又有情志过极之人。初起脏弱阴虚，气机郁滞。若病情发展，阴虚及阳或气病损阳，则出现阳虚气郁或阴阳两虚。在病程中，常因脾虚生痰或气滞痰生，痰郁化热而致痰热内郁，病机便转化为本虚标实。

（1）肝气郁结：因情志不舒，所愿不遂，致肝气郁结，郁久化火，扰动心神，心主神明，心神被扰，则神不守舍，魂魄不安而出现躁动。

（2）心血不足：素体阴虚，或思虑伤脾化源不足，使血虚少，妇人以血为本，经、孕、产、乳等使血越发不足，阴血亏虚，心神失常，神躁不宁，躁乱不安。

（3）痰火内炽：因思虑伤脾或七情所伤，损伤肝脾，脾虚则运化失司，津液凝聚，肝气郁结，失于条达，郁久化火，煎液成痰，痰火上扰心神，则神志不宁，躁乱不安。

（4）阴虚火旺：产后或阴血亏虚，心、肝失养，气血偏旺，扰动神魂，神气自乱。

二、理化检查

脑电图、心脏超声、脑脊液、颅部CT排除器质性病变。

三、诊断与鉴别诊断

1．诊断

（1）多有反复发作病史或家庭史，患者平素性格内向，易受他人引导，发病前常有明显的精神刺激史。

（2）临床表现为心烦意乱、情绪易激动而难以自控，无故自悲、喜怒无常等。

（3）用西医神经系统检查方法，多无阳性体征。

具备上述（1），参考（2）（3），可以确定脏躁病的诊断。

2．鉴别诊断

（1）脏躁与百合病：脏躁以哭笑无常、悲伤欲哭为主；而百合病以沉默寡言、抑郁少欢为主。前者与经行情志异常相似，后者主要在于伴随月经周期性发作。

（2）脏躁与癫狂：脏躁发作常有诱发原因，出现症状时虽常不能自控，但情绪发泄后常渐平静，一般无癫狂的精神错乱；癫狂则神志失常，语无伦次或沉默寡言，或狂躁叫骂，脉多弦滑。

（3）脏躁与郁证：脏躁以善悲欲哭为主，兼心烦意乱，脉多细；郁证则抑郁胸闷，不善与人言。常见胁肋胀痛，脘闷嗳气，或咽中如有物梗塞，吞之不下，吐之不出，脉多弦。

四、辨证论治

（一）辨证要点

先辨证候的虚实。实证或由肝气不舒，或因痰热郁结，以气郁为主者，精神抑郁，胸胁胀闷；以痰热为主者，咳咯黄痰，心烦口苦。虚则则为阴虚阳亢，必见虚烦潮热、口燥咽干等症。临床应从虚实、气郁、痰热入手。

（二）治疗原则

本病病位主要在五脏，多属虚证，因此，治疗上应以甘润滋养为主，虽有火而不宜清降，有痰不宜温化。若气郁者，宜疏肝理气；痰热盛者，可清热化痰安神。临床应根据患者状辨证论治。

（三）证治分类

1. 肝气不舒

主症：面色青或白，头昏脑胀，胸胁苦满，神志时清时蒙，呃逆频作，气恼难抑，甚则气噎昏倒，四肢逆冷，夜寐不安，肢体麻木，气逆则发，气反则止，舌质红，苔白脉弦。

治疗：舒肝调气，降逆疏郁。

方药：沉香降气汤加味：沉香、川楝子、香附各9g，砂仁、炙甘草、远志各5g，小麦30g，炒枣仁18g，红枣5枚，朱砂2g。

2. 心肝血虚

主症：面色黄白，悲伤欲哭，哭笑无时，神识不清，善伸数欠，如神灵所作，发作无时，时发时止，过后如常，舌质淡红，脉细小无力。

治法：健脾益血，濡养心肝。

方药：甘麦大枣汤加味：小麦60g，甘草、桂圆肉、当归、地骨皮、知母各10g，红枣10枚，砂仁6g，鸡血藤18g。

3. 痰热郁结

主症：喜悲伤欲哭，哭笑无常，胸中窒闷，心烦口苦，坐卧不宁，善伸数欠。咽部如有炙脔，吐之不出，咽之不下，咳痰黄稠，渴不欲饮，小便黄、大便秘，舌质红，苔黄腻，脉滑数。

治法：清热化痰，舒肝理气。

方药：温胆汤加味：陈皮、半夏、枳实、黄芩、天竺黄、川贝、甘松各10g，茯苓、竹茹、代赭石各15g，甘草6g，瓜蒌8g，炒穿仁25g，石菖蒲6g。

4. 阴虚阳亢

主症：悲伤欲哭，多疑善惊，心烦不寐，午后面部烘热，头晕目眩，口燥咽干，小便短赤，舌质红，苔薄白而干，脉细数。

治法：滋阴清热，养心安神。

方药：百合地黄汤合甘麦大枣汤加减：百合、小麦各60g，生地15g，甘草10g，茯苓15g，炒枣仁20g。

五、其他疗法

1. 单验方

（1）红枣烧存性，米汤调下。

（2）橘枳龙牡汤：生龙骨、生牡蛎各 30g，生地 15g，橘叶、生白芍、白薇、麦冬各 12g，玄参、山栀、竹茹、川牛膝、炒枳壳各 9g，生甘草 6g，水煎分 2 次服。

2．灸法

选穴：心俞、肝俞、肺俞、肾俞、膈俞、郄门、涌泉。阴虚者加三阳交；痰热内郁者加丰隆；伴气滞者加阳陵泉。

3．心理疗法

（1）语言、情感诱导法：了解患者发病的精神因素，针对病况，指导患者配合治疗的具体锻炼方法，并对其进行开导、劝解、安慰，消除其致病的心理状态；或诱导患者将其注意力从一件事情转移到另一件事情，从而建立新的心理良性循环。

（2）暗示诱导法：首先取得患者信任，再用自己的语言、手势、表情或其他暗号，让患者相信并接受自己的观点、信念。如行针灸疗法时，配合暗示诱导法可收到满意的疗效。

总之，精神诱导法不宜单一使用，宜与其他疗法联合使用。

六、转归与预后

本病往往以虚证较多，若虚证滋补壅塞太过，可夹实证；实证攻伐太过，可伤及阴液，转为虚证。痰热内郁证，若采用清化痰热、解郁安神之剂，则可使痰热得清，诸症缓解；若失治或误用滋腻之品，则可转化为癫狂等证，病情恶化难治。

本病因无实质脏器的损害，若施治得当，并注意精神调养，一般可使脏腑气血阴阳复归于平，病情治愈；若失治误治，变生它症，则预后较差，顽固难愈。

七、预防与调护

1．预防

（1）充实文化生活，提高精神素质，加强在精神方面对本病抵抗力。

（2）加强体育锻炼，增强体质，使性格坚强。并适当进行气功等锻炼。

（3）加强营养，多食水果蔬菜。

2．调护

进行说理开导，使患者解除消极悲观情绪，增强战胜疾病的勇气和信心。注意起居有常，劳逸适度，饮食有节，力戒烟酒。加强精神护养与心理卫生等，都对疾病的康复十分重要。

八、康复

脏躁通过各种治疗后，身体精神状态逐步恢复，可行康复治疗。可用耳压疗法，取穴神门、心、肾，此可治失眠，亦可常服朱砂安神丸。心悸者，可服用柏子养心丸，脘腹满闷、食少纳差者，可予以逍遥散治疗。同时均可配服越鞠丸。

第六节　自汗、盗汗

自汗、盗汗这一病证，既可单独出现，也可作为症状而伴见于其他疾病的过程中。本节所讨论的自汗、盗汗属前者，因其他疾病所致者，在治疗原发疾病的基础上，亦可参照本节辨证论治。

《内经》对"汗"早有认识，《素问·宣明五气论》说"五脏化液，心为汗"，指出汗与心的关系最为密切。

《素问·举痛论》说："炅则腠理开，荣卫通，汗大泄，故气泄矣……"。《灵枢·经脉篇》说："六阳气绝、则阴与阳相离，离则腠理发泄，绝汗乃出"。由此可见，汗液的异常是脏腑功能失调的表现，在临床上可以通过观察汗液的变化来判断病情。这些论述为后世认识和治疗汗证，奠定了理论基础。

汉·张仲景根据出汗的性质、程度、部位来推断疾病的病机。如外感病的汗证可有在表、在里、为寒、为热、属实、属虚等不同，大大丰富了汗证的辨证内容。他所拟定的许多名方，例如，调和营卫的桂枝汤、清热生津的白虎汤、通下泻火的承气汤、利湿退黄的茵陈蒿汤、回阳固脱的四逆汤等，对证应用，都有针对病源治疗汗证的作用。《金匮要略·水气病脉证并治》一章，详细论述了黄汗的证因脉治，对后世认识和治疗汗证也很有启发意义。

隋·巢元方《诸病源候论》有"虚劳汗候""虚劳盗汗候""风虚汗出候"等记载。认为汗证多属阳虚、卫阳不固所致。唐·孙思邈《千金要方·卷十》载有治伤寒病后汗不止十一方，其中牡蛎散自谓"止汗之验无出于此方"。此外，又有麻黄根、牡蛎、甘草、雷丸、干姜作粉扑身止汗的外治方，堪称汗证专方之始。

宋·朱肱《类证活人书》对外感病自汗的病因病机做了进一步的分析，金·成无己在《伤寒明理论》中将自汗、盗汗的病机归纳为"自汗之证，又有表里之别，虚寒之异焉"。

明、清时代，治疗汗证的方法不断丰富，不仅用复方，而且有很多单方、验方，不仅使用内服药，而且使用外用药。张景岳《景岳全书·汗证》总结前人经验提出，"自汗、盗汗亦各有阴阳之证，不得谓自汗必属阳虚，盗汗必属阴虚也"。将伤寒、杂病、自汗、盗汗等汗证统一起来，进行辨证论治，很有特色。

汗证可见于西医多种疾病及传染病中，且可成为主要症状。如甲状腺功能亢进、植物神经功能紊乱、风湿热、结核病、低血糖、虚脱、休克及某些传染病等的发热期和恢复期，均可参考本节进行辨证论治。

一、病因病机

（一）病因

汗为心之液，由精气所化，不可过泄。以出汗增多为主要症状的病理变化，主要由以下原因所引起。

1. 肺气不足

素体虚弱，病后体虚，或久患咳喘，耗伤肺气。肺与皮毛相表里，表卫不固，腠理开泄而致自汗。

2. 营卫不和

由于体内阴阳的偏盛、偏衰，或表虚之人微受风邪，以致营卫不和，卫外失司，而致汗出。

3. 阴虚火旺

烦劳过度，亡血失精，或邪热耗阴，以致阴精亏虚，虚火内生，阴津被扰，不能自藏而外泄作汗。

4. 邪热郁蒸

由于情志不舒，肝气郁结，肝火偏旺，或嗜食辛辣厚味，或素体湿热偏盛等，以致肝火或湿热内盛，邪热郁蒸，津液外泄而致汗出增多。

（二）病机

肺气不足之人，肌表疏松或营卫不和，卫外失司或虚火内生，阴津被扰或肝火或湿热内盛，邪热郁蒸而致汗出。

二、理化检查

基础代谢率检查，甲状腺摄 ^{131}I 率检查，血清 T3、T4、FT4，血清促甲状腺素，促甲状腺激素释放激素兴奋试验，血清甲状腺刺激性免疫球蛋白，长效甲状腺刺激素，甲状腺自身抗体如甲状腺球蛋白抗体、甲状腺微粒体抗体的检查，"抗 O"，血沉，结核菌素试验，血糖，血压测定可资鉴别。

三、诊断与鉴别诊断

1．诊断要点

汗证的诊断比较简单，根据患者汗出异常的情况，一般不难做出诊断。自汗、盗汗在临床上较为常见，男女老幼，任何年龄，均可罹患此病。

2．鉴别诊断

自汗、盗汗，应着重与脱汗、战汗、黄汗相鉴别。脱汗发生于病情危重之时，正气欲脱，阳不敛阴，以致汗液大泄，表现大汗淋漓或汗出如珠，常同时伴有声低息短、精神疲惫、四肢厥冷、脉微欲绝或散大无力等症状。战汗则发生于急性热病过程中，症见发热烦渴，突然全身恶寒战栗，继而汗出，热势渐退，多为正气恢复，若正胜邪退，乃属病趋好转之象。黄汗则以汗出色黄如柏汁、染衣着色为特点，多因湿热内蕴所致。

四、辨证论治

（一）辨证要点

对于自汗、盗汗的辨证，应着重辨别阴阳虚实。一般来说，汗证以属虚者为多。自汗多属气虚不固，盗汗多属阴虚内热。但因肝火、湿热等邪热郁蒸所致者，则属实证。病程久者，或病变重者，则会出现阴阳虚实错杂的情况。自汗久则可以伤阴，盗汗久则可以伤阳，出现气阴两虚，或阴阳两虚之证。邪热郁蒸，病久伤阴，则见虚实兼夹之证。

（二）治疗原则

虚证应益气养阴，固表敛汗；实证当清肝泻热，化湿和营；虚实夹杂者，则根据虚实的主次而适当兼顾。此外，自汗、盗汗均以腠理不固、津液外泄为共同病变，故可酌加麻黄根、浮小麦、糯稻根、五味子、牡蛎等固涩之品，以增强止汗的作用。

（三）分型论治

1．肺卫不固

症状：汗出恶风，稍劳尤甚，易于感冒，体倦乏力，面色少华，脉细弱，苔薄白。

治法：益气固表。

方药：玉屏风散加味：白术 24g，黄芪、防风各 12g。方中黄芪益气固表止汗；白术健脾除湿，助黄芪益气固表；少佐防风走表，而助黄芪固表之力。汗出多者，可加浮小麦、糯稻根、牡蛎各 15g 固表敛汗。气虚甚者，加党参、黄精各 12g 益气固摄。兼有阴虚，而见舌红、脉细数者，加麦冬、五味子各 12g 养阴敛汗。

2．营卫不和

症状：汗出恶风，周身酸楚，时寒时热，或表现半身、某局部出汗，脉缓，苔薄白。

治法：调和营卫。

方药：桂枝汤加味：生姜、桂枝、白芍各9g，大枣12枚，甘草6g。方中以桂枝温经解肌，白芍和营敛阴，二药合用，一散一收，调和营卫；配以生姜、大枣、甘草，助其调和营卫之功。汗出多者，酌加龙骨、牡蛎固涩敛汗。兼气虚者，加黄芪益气固表。兼阳虚者，加附子温阳敛汗。如半身或局部出汗者，可配合甘麦大枣汤之甘润缓急，加以治疗。

3．阴虚火旺

主症：夜寐盗汗，或有自汗，五心烦热，或兼午后潮热，两颧色红，口渴，舌红少苔。脉细数。

治法：滋阴降火。

方药：当归六黄汤加减：当归、生地黄、熟地黄、黄连、黄芩、黄柏各15g，黄芪30g。方中用当归、生地黄、熟地黄滋阴养血，壮水之主以制阳光；黄连、黄芩、黄柏苦寒清热，泻火坚阴；黄芪益气固表。汗出多者加牡蛎、浮小麦、糯稻根各15g固涩敛汗。潮热甚者，加秦艽、银柴胡、白薇各12g清退虚热。以阴虚为主，而火热不甚者，可改用麦味地黄丸补益肺肾，滋阴请热。

4．邪热郁蒸

主症：蒸蒸汗出，汗液易黏或衣服黄染，面赤烘热，烦躁，口苦，小便色黄，舌苔薄黄，脉象弦数。

治法：清肝泻热，化湿和营。

方药：龙胆泻肝汤加减：龙胆草各6g，黄芩、生地、栀子、柴胡、泽泻、木通、车前子各9g，当归、甘草各6g。方中以龙胆草、黄芩、栀子、柴胡清肝泻热；泽泻、木通、车前子清利湿热；当归、生地滋阴养血和营；甘草调和诸药，泻火清热。湿热内蕴，而热势不盛者，亦可改用四妙丸。方中以苍术、黄柏、苡仁清热除湿；牛膝通利筋脉。

五、其他疗法

1．单验方

（1）生黄芪、生牡蛎、浮小麦各30g，生熟地各15g，当归、炒黄柏、炒黄芩、麻黄根各9g，炒黄连6g，白芍12g，丹皮9g，五味子6g。日服1剂，治疗汗证。

（2）煅牡蛎、麻黄根、黄芪各30g，共为细末，每服9g，浮小麦3g。同煎去渣，不拘时服。治自汗诸虚不足，夜卧即甚。

（3）秦艽60g，柴胡60g，炙鳖甲60g，干漆30g，人参30g，茯苓30g，干葛30g，川乌30g，玄参90g，共为细末，每服9g，加入浮小麦1g入煎，去渣温服。治夜多盗汗。

（4）苏木0.3g，红花0.3g，猪苓0.6g，麦门冬、生地各1g，半夏、生黄芩、生甘草、当归梢各1.5g，羌活2g，麻黄根、黄芪各3g，五味子0.5g，水煎服。治湿胜自汗。

（5）五味子9g，生甘草6g，乌梅9g，黑枣6g，水煎服。治胃热汗出如雨。

（6）柴胡9g，黄芩3g，陈皮3g，甘草3g，生姜3g，大枣2枚，水煎服。治睡则盗汗出。

（7）黄芪30g，麦冬15g，北五味6g，桑叶3g，水煎服。治自汗盗汗。

（8）生地 9g，白芍 12g，黄芪 15g，黄连 3g，当归 9g，五味子 6g，酸枣仁 9g，水煎服。通治诸汗。

2．针灸疗法

处方：合谷、复溜。合谷用泻法，复溜用补法，气海、后溪均用补法，留针 20 分钟。

3．推拿疗法

按揉腰背俞穴，点揉肾区，点按关元、气海，梳胁开胸，点按然谷、中府、涌泉、太溪。

4．饮食疗法

（1）羊肚 1 个，糯米 60g，红枣 5 枚。将羊肚洗净去污。糯米用清水洗浸透，同红枣放入羊肚内，用粗线缝口，放锅内隔水炖熟。食时切开羊肚，调好味，与饭同吃。

（2）核桃 30g，莲子肉 30g，黑豆 15g，淮山药 15g。把以上 4 味焙干研成细粉，每次按食量取粉煮成糊吃，可调成咸味或甜味。煮时也可加适量大米粉或面粉，使汁更黏稠。

（3）黑枣（去核）50g，糯米 100g，如常法煮粥，加糖食用。

（4）黑大豆 15g，浮小麦 50g，将浮小麦用干净布包好，加水一同煮至大豆熟，吃豆喝汤。

（5）龟板 50g 熬水，再用龟板水煮 50～100g 猪脊髓吃。适于盗汗为主。

（6）泥鳅，去肠杂及头，油煎至金黄，加适量水煮熟，加盐，吃肉喝汤。

（7）枇杷叶糯米饭：枇杷叶去绒毛洗净，包入适量浸泡后的糯米，蒸熟，去叶吃糯米饭。

六、转归和预后

自汗若由于营卫不和所致者，予以调和营卫则汗自止。由于肺脾气虚所致者，因正气虚弱，不能一时得效，需慢慢调补，始他使正气渐复，汗出自止。盗汗若由于阴虚火旺引起者，重在滋阴，阴津得复，虚火自熄，盗汗即能收敛。绝汗乃重危之证，是生命垂危、阴阳离决的一种表现，应采取紧急措施。治不及时，往往可危及生命。汗证只要治疗得当，一般预后均较良好。

七、预防与护理

1．预防

锻炼身体，增强体质，使表卫腠理固密，是预防汗证的重要方面。其他尚需注意劳逸适度，饮食有节，生活有常。汗出之时，腠理空虚，易感外邪，故当避风寒，以防感冒。汗出之后应及时揩拭。出汗较多者，应经常更换内衣，以保持清洁。

2．护理

在护理方面，汗出过多，藩篱不固，容易感受外邪，要注意揩干汗水，更换衣服，居处环境要注意避风。由于热邪而引起的汗证，应按发热患者观察和护理，脱汗患者更应专人守护，及时注意病情变化。

八、康复

1．食疗

用鸡蛋 2 个，木耳 15g，麦冬 15g，大枣 10 个，盐适量。将 4 样用水煮汤，吃鸡蛋、木耳，每日 1～2 次。功能止汗。

2．敷贴疗法

（1）五倍子 20g。将五倍子研细末，洁净水调成糊状，敷于脐窝，盖以纱布，胶布固定。适用各型自汗，亦适用于盗汗。

（2）药用五倍子 30g，郁金 10g。将药物研成细粉，贮瓶备用。用时取药粉 15g，用蜂蜜调成药膏，贴在两乳头上，用纱布固定，每日换药 1 次。功能疏肝解郁、收涩止汗，用治顽固性自汗。

3. 熏洗疗法

五味子 50g，黄柏 40g，麦冬 30g，艾叶 30g。上药加水煎煮一桶，避风保暖处沐浴全身，有条件的可浸泡于浴池，3～5 天 1 次。适用于各型盗汗。

第七节　水肿

水肿是指体内水液潴留，泛滥肌肤，引起眼睑、头面、四肢、腹背甚至全身浮肿，严重者还可伴有胸腔积液、腹腔积液等。

早在《内经》已有"水""风水""水胀""石水"等名称，并对水肿的病因病机、临床表现和治则等做了简要的论述。如《素问·水热穴论》对水肿的成因，"勇而劳甚，则肾汗出，肾汗出逢于风，内不得入于脏腑，外不得越于皮肤，客于玄府，行于皮里，本之于肾，名曰风水"。《素问·水热穴论》对水肿的病理做了明确的论述，如"肾者，胃之关也，关门不利，故聚水而从其类也"。《素问·汤液醪醴论》提出了"开鬼门，洁净府"的基本治则。

自《内经》以后，对水肿的理论和治疗，历代都有补充和发展。东汉张仲景在《金匮要略·水气病脉证并治》中，比较详细地论述了"风水""皮水""正水""石水""里水""黄汗""心水""肝水""肺水""脾水""肾水"等十一类水肿的临床表现，论述了发汗、利尿的证治要点："诸有水者，腰以下肿，当利小便；腰以上肿，当发汗乃愈"。隋·巢元方《诸病源候论·水肿病诸侯》对水肿证候论述相当详细，有"十水候""二十四水候"之称。并在此基础上，对水肿病机和临床表现做了扼要的概括，认为水肿"皆由营干涩，三焦不调，府藏虚弱所生，虽名证不同，并令身体虚肿，喘息上气，小便黄涩也"。唐·孙思邈在《千金要方》《千金翼方》中对于水肿的病因病理有所发挥，更可贵的是补充了大量的治疗方剂。孙氏还首先提出了水肿必须忌盐的正确主张，这条经验为后世医家所肯定。元·朱丹溪《丹溪心法·水肿》针对古代水肿分类繁多，不便学习掌握的情况，别开生面地提出了阴水、阳水分类方法，这种简便的分类一直为后世医家年所沿用。明·张景岳发展了《内经》治疗水肿的大法，强调补益脾肾的重要性，称补益为治水肿的"正法"。张氏之论，对于虚证水肿的治疗具有重要指导意义。清·李用粹《证治汇补·水肿》归纳总结了前人关于水肿的治法，认为调中健脾，脾气自能升降运行，则水湿自除，故为水肿治疗大法。此外，又列举了分治六法分阴阳、湿宜汗渗、湿热宜清、寒湿宜温、阴虚宜补、邪实宜攻。并指出治湿利小便虽为常法，但渗忌大过，往往耗伤正气。李氏对于水肿治法的总结，可谓经验之谈。

本节所论之水肿，与西医学的急、慢性肾小球肾炎、肾病综合征、充血性心力衰竭、内分泌失调，以及营养障碍等疾病所出现的水肿较为相近，故可参考本病辨证论治。

一、病因病机

（一）病因

1. 风邪外袭，肺失通调

风邪外袭，内舍于肺，肺失宣降，水道不通以致风遏水阻，风水相搏，流溢肌肤，发为水肿。

2. 湿毒浸淫，内归脾肺

肌肤因痈疡疮毒，未能清解消透，疮毒内归脾肺，导致水液代谢受阻，溢于肌肤，亦成水肿。

3. 水湿浸渍，脾气受困

久居湿地，或冒雨涉水，水湿之气内侵，或平素饮食不节，多食生冷，均可使脾为湿困，失其健运，水湿不运，泛于肌肤，而成水肿。

4. 湿热内盛，三焦壅滞

湿热久羁，或湿郁化热，中焦脾胃失其升清降浊之功能，三焦为之壅滞；水道不通，而成水肿。

5. 饮食劳倦，伤及脾胃

饮食不节，劳倦大过，脾气亏虚，运化失司，水湿停聚不行，泛溢肌肤，而成水肿。

6. 房劳过度，内伤肾元

生育不节，房劳过度，肾精亏耗，肾气内伐，不能化气行水，遂使膀胱气化失常，开合不利，水液内停，形成水肿。

上述各种病因，有单一原因发病者，亦有兼杂而致病者，致使病情颇为复杂。

（二）病机

水不自行，赖气以动，故水肿一证，是全身气化功能障碍的一种表现，涉及的脏腑亦多，但其病本在肾。若外邪侵袭，饮食起居失常；或劳倦内伤，均可导致肺不通调，脾失转输，肾失开合，终致膀胱气化无权，三焦水道失畅，水液停聚，泛滥肌肤，而成水肿。肺脾肾三脏相互联系，相互影响。如肾虚水泛，逆于肺，则肺气不降，失其通调水道之职，使肾气更虚而加重水肿。若脾虚不能制水，水湿壅盛，必损其阳，久则导致肾阳亦衰；反之，肾阳衰不能温养脾土，脾肾俱虚，亦可使病情加重。

二、理化检查

尿常规，尿沉渣记数，24小时尿蛋白定量，肾功能检查，心音听诊，X线检查，肺动脉压，肺毛细血管楔嵌压可资诊断。

三、诊断与鉴别诊断

1. 诊断要点

凡具有头面、四肢、腹背甚至全身水肿等临床表现者，即可诊断为水肿。

2. 鉴别诊断

本病当与臌胀鉴别：臌胀往往先见腹部胀大，继则下肢或全身浮肿，腹皮青筋暴露。而水肿则以头面或下肢先肿，继及全身，一般皮色不变，腹皮亦无青筋暴露。

四、辨证论治

（一）辨证要点

1. 辨外感内伤

水肿有外感和内伤之分，外感常有恶寒、发热、头痛、身痛、脉浮等表证；内伤多由内脏亏虚，正气不足，或反复外感，损伤正气所致。故外感多实，内伤多虚。不过外感日久不愈，其病亦可由实转虚；内伤正气不足，抗病能力下降，也容易招致外感。

2．辨病性

辨水肿应分清寒热，查明虚实。阳水属热属实，临床上除单纯的热证和寒证外，往往是寒热兼夹，较难辨识。一般而言，青少年初病，或新感外邪，发为水肿，多属实证；年老或久病之后，正气虚衰，水液潴留，发为水肿者，多以正虚为本，邪实为标。

3．辨病位

水肿有在心、肝、脾、肺、肾之分。心水多并见心悸、怔忡；肝水多并见胸胁胀满；脾水多并见脘腹满闷而食少；肺水多并见咳逆；肾水多并见腰膝酸软，或见肢冷，或见烦热。同时结合其他五脏脉证特点，综合分析，以辨明其病位。

4．辨兼夹证

水肿常与痰饮、心悸、哮喘、臌胀等病证先后或同时出现，且部分患者往往还可见到多种兼证，临证时则应分清孰主孰从，以便在论治时正确处理好其标本缓急。

5．辨病势

就是辨别疾病的发展趋势。如病始何脏，累及何脏；是脾病及于肾，还是肾病及脾；是气病及水，还是水停导致气滞；是正复邪退，还是正衰邪盛等，这对治疗和预后都有重要关系。

（二）治疗原则

水肿的治疗当急则治标，缓则治其本，除用发汗、利尿、攻逐等法外，还有健脾、温肾等法。如经一般常法治疗不应，或有瘀血征象者，可参合应用活血化瘀法。以上诸法，或单用，或合用均视病情需要而选择。

（三）证治分类

1．阳水

（1）风水泛滥

主症：眼睑浮肿，继则四肢及全身皆肿，来势迅速，多有恶寒，发热，肢节酸楚，小便不利等症。偏于风热者，伴咽喉红肿疼痛，舌质红，脉浮滑数。偏于风寒者，兼恶寒，咳喘，舌苔薄白，脉浮滑或紧。如水肿较甚，亦可见沉脉。

治法：散风清热，宣肺行水。

方药：越婢加术汤加减。麻黄、生姜各9g，生石膏18g，白术12g，甘草6g，大枣2枚。方中麻黄宣散肺气，发汗解表，以去在表之水气；生石膏解肌清热；白术、甘草、生姜、大枣健脾化湿，有培土制水之意，可酌加浮萍、泽泻、茯苓各15g，以助宣肺利水消肿。若咽喉肿痛，可加板蓝根、桔梗、连翘各10g，以清咽散结解毒；若热重尿少，可加鲜茅根20g清热利尿。若属风寒偏盛，去石膏，加苏叶、防风、桂枝各10g，以助麻黄辛温解表之力。若见咳喘较甚，可加前胡、杏仁各10g降气止喘，若见汗出恶风，卫阳已虚，则用防己黄芪汤加减，以助卫行水。若表证渐解，身重而水肿不退者，可按水湿浸渍型论治。

（2）湿毒浸淫

主症：眼睑浮肿，延及全身，小便不利，身发疮痍，甚者溃烂，恶风发热，舌质红、苔薄黄，脉浮数或滑数。

治法：宣肺解毒，利湿消肿。

方药：麻黄连翘赤小豆汤合五味消毒饮。麻黄 9g，杏仁、桑白皮各 10g，连翘 15g，赤小豆、银花、野菊花、蒲公英、紫花地丁、紫背天葵各 12g。前方中麻黄、杏仁、桑白皮等宣肺行水，连翘清热散结，赤小豆利水消肿；后方以银花、野菊花、蒲公英、紫花地丁、紫背天葵加强清解湿毒之力。若脓毒甚者当重用蒲公英、紫花地丁各 15g；若湿盛而糜烂者，加苦参、土茯苓各 20g；若风盛而瘙痒者，加白鲜皮、地肤子各 12g ；若血热而红肿，加丹皮、赤芍各 10g；若大便不通，加大黄、芒硝各 10g。

（3）水湿浸渍

主症：全身水肿，按之没指，小便短少，身体困重，胸闷，纳呆，泛恶，苔白腻，脉沉缓，起病缓慢，病程较长。

治法：健脾化湿，通阳利水。

方药：五皮饮合胃苓汤。桑白皮、陈橘皮、大腹皮、茯苓皮、生姜皮各 15g，白术、茯苓各 20g，苍术、厚朴各 12g，猪苓、泽泻各 18g，肉桂 5g。前方以桑白皮、陈橘皮、大腹皮、茯苓皮、生姜皮化湿利水；后方以白术、茯苓健脾化湿；苍术、厚朴燥湿健脾；猪苓、泽泻利尿消肿；肉桂温阳化气行水。若肿甚而喘，可加麻黄 9g，杏仁 10g，葶苈子 6g 宣肺泻水而平喘。

（4）湿热壅盛

主症：遍体浮肿，皮肤绷急光亮，胸脘痞闷，烦热口渴，小便短赤，或大便干结，苔黄腻，脉沉数或濡数。

治法：分利湿热。

方药：疏凿饮子。羌活、秦艽各 10g，大腹皮、茯苓皮、生姜皮各 15g，泽泻、木通、椒目各 6g，赤小豆 9g，商陆、槟榔各 5g。方中羌活、秦艽疏风透表，使在表之水气从汗而疏解。以大腹皮、茯苓皮、生姜皮协同羌活、秦艽以去肌肤之水。用泽泻、木通、椒目、赤小豆，协同商陆、槟榔通利二便，使在里之水邪从下而夺。疏表有利于通里，通里有助于疏表，如此上下表里分消走泄，使湿热之邪得以清利，则肿势自消。

若腹满不减，大便不通者可合己椒苈黄丸，以助攻泻之力，使水从大便而泄。若肿势严重，兼见气粗喘满，倚息不得卧，脉弦有力者，为水在胸中，上迫于肺，肺气不降，宜泻肺行水，可用五苓、五皮散等方合葶苈大枣泻肺汤，以泻胸中之水。若湿热久羁，亦可化燥伤阴，故有水肿与伤阴并见之象。一则水湿潴留而水肿，一则津液亏耗而口咽干燥，大便干结。当此之时，滋阴有助水邪之弊，利水又虑伤阴，治疗上颇感棘手，治当兼顾，可用《伤寒论》猪苓汤，奏滋阴清热利水之功。若湿热之邪，下注膀胱，伤及血络，可见尿痛、尿血等症，酌加凉血止血药，如大小蓟、白茅根各 10g。

至于攻逐一法，为历来治阳水肿甚常用之法。用之得当，有立竿见影之效，但需视病情需要而定。一般来说，病起不久，肿势较甚，正气尚旺，此时抓紧病机，以祛水为急务，适当选用攻下逐水药，使水邪速从大小便而去，俟水退后，再议调补，以善其后。病在后期，脾肾双亏而水肿尤甚，若强攻之，虽水退可暂安一时，但攻逐之药，多易伤正，究属病根未除，待水邪复来，势必更为凶猛，病情反而加重，正如《丹溪心法·水肿》中所指出"不可过用芫花、大戟、甘遂猛烈之剂，一发不收，吾恐峻决者易，固闭者难，水气复来而无以治之也"。所以逐水峻药应慎用。

2. 阴水

（1）脾阳虚衰

主症：身肿，腰以下为甚，按之凹陷不易恢复，脘腹胀闷，纳减便溏，面色萎黄，神倦肢冷，小便短少，舌质淡，苔白腻或白滑，脉沉缓或沉弱。

治法：温运脾阳，以利水湿。

方药：实脾饮。干姜、附子、草果各 9g，白术、茯苓各 15g，炙草、姜枣各 6g，大腹皮、茯苓各 20g，木瓜、木香、川朴各 10g。方中干姜、附子、草果，温阳散寒；白术、茯苓、炙草、姜枣健脾补气；大腹皮、茯苓、木瓜利水去湿；木香、川朴、大腹皮理气，气行则水行。如气短声弱，气虚甚者，可加人参、黄芪各 10g 健脾补气；若小便短少，可加桂枝、泽泻各 10g，以助膀胱化气行水。

本型与水湿浸渍的区别，一是水邪盛导致中阳不运而水肿，一是脾阳不振导致水湿不运而水肿，治当区别邪正的主次轻重。

又有浮肿一证，由于较长期的饮食失调，脾胃虚弱，精微不化，而见面色萎黄，遍体浮肿。晨起头面肿甚，动则下肢肿胀，能食而疲乏无力，大便如常或溏，小便反多，舌苔薄腻，脉象软弱与上述水肿不同。此由脾气虚弱，气失舒展，不能运化水湿。治宜健脾化湿，不宜分利伤气，可用参苓白术散加减，或加桂枝、黄芪益气通阳，或加补骨脂、附子温肾助阳以加强气化。并适当注意营养，可用黄豆、花生佐餐，作为辅助治疗，多可调治而愈。

（2）肾气衰微

主症：面浮身肿，腰以下尤甚，按之凹陷不起，心悸，气促，腰部冷痛酸重，尿量减少或增多，四肢厥冷，怯寒神疲，面色灰滞或无华，舌质淡胖，苔白，脉沉细或沉迟无力。

治法：温肾助阳，化气行水。

方药：济生肾气丸合真武汤。肉桂、附子各 9g，白术、茯苓各 15g，泽泻、车前子、生姜各 10g，白芍 12g，牛膝 9g。肾为水火之脏，缘阴阳互根之理，善补阳者必以阴中求阳，则生化无穷。故用六味地黄丸以滋补肾阴；用肉桂、附子温补肾阳，两相配合，则能补水中之火，温肾中之阳气；用白术、茯苓、泽泻、车前子通利小便；生姜温散水寒之气；白芍调和营阴；牛膝引药下行，直趋下焦，强壮腰膝。若小便清长量多，去泽泻、车前子，加菟丝子、补骨脂各 10g，以温固下元。若心悸、唇绀，脉虚数或结代，乃水邪上逆，心阳被遏，瘀血内阻，宜重用附子，再加桂枝、炙甘草、丹参各 12g 以温阳化瘀。若见喘促、汗出，脉虚浮而数，是水邪凌肺，肾不纳气，宜重用人参、蛤蚧、五味子、山萸肉、牡蛎各 15g 或吞服黑锡丹，以防喘脱之变。

本证常与脾阳不振同时出现，证见脾肾两亏，水寒内盛。因此，健脾与温肾常同时并进，但需区别脾肾的轻重主次，施治当有侧重。

如病程缠绵反复不愈，正气日衰，复感外邪，证见发热恶寒，肿势增剧，小便短少，此时当以风水论治，但应顾及正气虚衰一面，不可过用表药，以越婢汤为主，酌加党参、菟丝子等补气温肾之药，扶正与祛邪并用。

病至后期，因肾阳久衰，阳损及阴，可导致肾阴亏虚，又可出现肾阴虚为主的病证，如水肿反复发作，精神疲惫，腰酸遗精，口咽干燥，五心烦热，舌红，脉细弱等。治当滋补肾阴为主，兼利水湿，但滋阴不宜过于凉腻，以防匡助水邪，伤害阳气。方用左归丸加泽泻、茯苓、冬葵子等。

尚有肾阴久亏，水不涵木，出现肝肾阴虚，肝阳上亢，上盛下虚的复杂病情，证见面色潮红，头晕头痛，心悸失眠，腰酸遗精，步履飘浮无力，或肢体微颤等。此乃肝肾阴虚于下，肝阳上扰所致。治当育阴潜阳，亦可用左归丸加介类重镇潜阳之品，如珍珠母、龙骨、牡蛎、鳖甲、桑寄生等。

若肾气虚极，中阳衰败，浊阴不降而见神倦欲睡，泛恶，甚至口有尿味，病情严重，宜附子合制大黄、黄连、半夏以解毒降浊。

此外，对于水肿病的治疗，常合活血化瘀法，取血行水亦行之意。如《医门法律·胀病诸方》中指出用当归、大黄、桂心、赤芍等药。近代临床上常用益母草、泽兰、桃仁、红花等。实践证明可加强利尿消肿的效果。

五、其他疗法

1. 单验方

（1）木香、大戟、白牵牛各等份，每次用糖开水冲服 3～6g。此方多用于体实病实，一般以一泄为宜。

（2）黑白丑各 65g，红糖 125g，姜 500g，大枣 62g。共研细末，制丸，分 3 天服，日 3 次，食前服。本方能促使水邪从肠道排除，对于肾病水肿果较好。

（3）益母草，晒干，125g，加水 800mL，煎取 300mL，去渣分 4 次服，隔 3 小时服 1 次。

（4）商陆 15g，绿豆 30～50g，煮熟去商陆，本方适用于有热象的水肿患者，但应注意毒副作用，一般不宜长用。

（5）黄芪 30～60g，煎服，每日 1 剂，有利尿消肿、消除蛋白尿作用。

2. 针灸疗法

取穴：列缺、阴陵泉、尺泽、合谷、肺俞、三焦俞、三阴交、复溜、水分、足三里、脾俞、肾俞。平补平泻，日 1 次。耳针疗法：取穴：肺、脾、肾、皮质下、膀胱。操作：每次取心 3 穴，双侧，中等刺激，隔日 1 次。或用王不留行籽埋穴，可起到相同的作用。

3. 推拿疗法

点按风府、风池、肺俞、大椎，以解表通阳，解肌清热，疏风解表，点按列缺、合谷、腕骨，以疏风解表，助里行水。点按水分，以清热利尿，点按曲泉、解溪、阴陵泉、阳陵泉、冲阳、泣兑、陷谷，以清化湿热，通利三焦，清泄湿热，助卫行水，点按脾俞、胃俞、三焦俞、肾俞、小肠俞，以化湿行滞，通调肠腑，通利三焦。嘱患者仰卧位，点按关元、气海、三阴交、水道、中极，以培肾固体，温固下元，调冲经，利膀胱，清湿热，利小便。

4. 饮食疗法

（1）加味鲤鱼汤，鲤鱼 1 条 500g 左右，生姜 31g，葱 62g，炖汤不放盐，喝汤吃鱼，本方适用于气血虚弱患者，对邪浊上逆之肾水慎用。

（2）鳝鱼 500g，鲜薤白 120g，炖汤不放盐，喝汤吃鳝鱼，本方适用于气血虚弱的患者。

六、转归与预后

随着病情的发展，证候可以发生相应的转化。一般以由实转虚，或由实转化为虚实兼夹者为多见。水肿的预后，一般来说，新病患者，正气未亏，只要治疗及时合理，适当地休息与护理，可以获得痊愈。反之，治不及时，或治疗失当，或治不彻底，可反复发作，治疗较难，其中部分病情严重者，可危及生命。

七、预防与调护

1. 预防

（1）注意忌盐。

（2）饮食有节，防止伤食，阻碍脾胃转化。

2. 护理

防止外感，避免褥疮，否则引起感染，发生变证。

八、康复

1. 外敷疗法

商陆、大戟、甘遂各等份。3 药混合研末，每次取药末 5～10g，撒布于神阙穴内，盖以纱布，胶布固定。每日 1 次。本法可用于阴水、阳水证。尤以急性期、急性发作期为宜。

2. 淋浴疗法

麻黄 10g，羌活 10g，苍术 10g，柴胡 10g，紫苏梗 10g，荆芥 10g，防风 10g，牛蒡子 10g，忍冬藤 15g，葱白 6g。加水适量煎煮，制成药液，待药液温度降至 40℃时沐浴，汗出即可，每日 1 次。适用于风水泛滥型水肿。

3. 灌肠疗法

熟附子 12g，生牡蛎 25g，生大黄 9g，芒硝 3g。前 3 味药加水 600mL，煎至 250mL，再溶芒硝于其中，待冷却后保留灌肠。1 日 1 次，7 日为 1 疗程。适用于慢性肾炎肾病型。

4. 灸法

水肿期取水分（泻法）、气海（泻法）、关元（补法）穴。无肿期取气海、关元、肾俞（双）、带脉（双）穴。取准穴位后，用鲜生姜切成厚 0.1cm，直径 0.8cm 的薄片，中间用针刺 3～10 孔；置在皮肤穴位上。将艾绒捻成黄豆大的艾炷（中壮）放在姜片上燃烧，待到炷燃欲尽时，施泻法即把艾炷移掉，施补法即用火柴盒（它物也可）对准至焰盖压半分钟，俟余焰热感继续透入穴位，每次每穴灸 5 壮，隔日 1 次。连续 15 次为 1 疗程，疗程间隔 5 天。

第八节　郁证

郁证是由于情志不舒，气机郁滞所引起的一类病证。主要表现为心情抑郁，情绪不宁，胁肋胀痛，或易怒善哭，以及咽中如有异物梗阻、失眠等各种复杂症状。郁证既是一个病因病理学概念，又是一个综合病证，临床表现错综复杂。广义的郁证，泛指外感六淫、内伤七情引起的脏腑机能不和，从而导致气、血、痰、火、湿、食等病理产物的滞结。狭义的郁证，则主要指由情志不舒、气郁不伸而引起的性情抑郁、情绪不宁等症。

元·王安道在《医经溯洄集·五郁论》中说："凡病之起也，多由乎郁，郁者，滞而不通之义"。在《丹溪心法·六郁》中提出"气血冲和，百病不生，一有怫郁，诸病生焉，故人身诸病，多生于郁"。可见情志波动，失其常度，则气机郁滞，气郁日久不愈，由气及血，变生多端，可以引起多种症状，故有六郁之说，即气郁、血郁、痰郁、湿郁、热郁、食郁6种，其中以气郁为先，而后湿、痰、热、血、食等诸郁才能形成。清代诸医，多从临床实际出发，强调七情致郁，辨证分新久虚实，在治疗上也渐趋成熟。如张石顽在《张氏医通·郁》中提出"郁证多缘于考虑不伸，而气先受病，故越鞠、四七始立也。郁之既久，火邪耗血，岂苍术、香附辈能久服乎，是逍遥、归脾继而设也。……治法总不离乎逍遥、归脾、左金、降气、乌沉七气等方，但当参究新久虚实选用，加减出入可也"。林佩琴在《类证治载》中提出，久郁可以及血，损伤脏阴，不可徒用消散治之，强调治宜"苦辛凉润宣通"。叶天士在《临床指南医案·郁》中指出七情之郁居多，病变涉及心、脾、肝、胆，治疗当分气血新久，并指出郁证必须配以精神护理。本节着重讨论情志致郁，尤以气郁为主的病机和证治。

根据郁证的临床表现及其以情志内伤为致病原因的特点，主要见于西医学的神经衰弱、癔病及焦虑症等。另外，也见于更年期综合征及反应性精神病。当这些疾病出现郁证的临床表现时，可参考本节辨证论治。

一、病因病机

郁证的发生，是由于情志所伤，肝气郁结逐渐引起五脏气机不和所致。但主要是肝、脾、心三脏受累以及气血失调而成。

（1）郁怒不畅，使肝失条达，气失疏泄，而致肝气郁结。气郁日久可以化火，气滞又可导致血瘀不行。若肝郁及脾，或思虑不解，劳倦伤脾，均能使脾失健运，蕴湿生痰，导致气滞痰郁。若湿浊停留，或食滞不消，导致气滞痰郁。若湿浊停留，或食滞不消，或痰湿化热，则可发展为湿郁、食郁、热郁等证。

（2）情志不遂，肝郁抑脾，耗伤心气，营血渐耗，心失所养，神失所藏，即所谓忧郁伤神，可以导致心神不安。正如《灵枢·口问》篇中说："悲哀愁忧则心动，心动则五脏六腑皆摇"。若久郁伤脾，饮食减少，生化乏源，则气血不足，心脾两虚，郁久化火易伤阴血，累及于肾，阴虚火旺，由此发展可成种种虚损之候。

总之，郁证的发生，因郁怒、思虑、悲哀、忧愁七情之所伤，导致肝失疏泄，脾失运化，心神失常，脏腑阴阳气血失调而成。初病因气滞而夹湿痰、食积、热郁者，则多属实证；久病由气及血，由实转虚，如久郁伤神、心脾俱亏、阴虚火旺等均属虚证。

二、理化检查

目前一般的理化检查尚无特异性。

三、诊断与鉴别诊断

1. 诊断要点

（1）以忧郁不畅、情绪不宁，胸胁胀满疼痛，或易怒易哭，或咽中如有炙脔为主症。多发于青中年女性。

（2）病史：患者大多数有忧愁、焦虑、悲哀、恐惧、愤满等情志内伤的病史。并且郁病病情的反复常与情志因素密切相关。

（3）各系统检查和实验室检查正常，除外器质性疾病。

（4）应与癫证、狂证鉴别。

2. 鉴别诊断

（1）癫狂：郁证中临床表现为精神恍惚，大笑大哭，哭笑无常，需与癫狂相鉴别。但此表现多见于中年妇女，在精神刺激下呈间歇发作，不发作可如常人。而癫狂多发于青壮年，心神失常症状极少，能自行缓解。

（2）痫证：典型者不难鉴别，不典型的可表现为精神萎靡，智力减退，语言久清，头昏眼花，心悸失眠，但一般均可见短暂昏仆，两目上视，或抽搐、口噤，咬牙流涎等症，发作后外观如常人。郁证无昏仆症状。

（3）阴虚喉痹：以青中年男性发病较多。多因感冒、长期烟酒及嗜食辛辣食物等而引起发病。咽部除有异物感外，尚感咽干、灼热、咽痒。常咳出藕粉样痰块，咽部症状与情绪波动无关，但过度辛劳或感受外邪易于加剧。

四、辨证论治

（一）辨证要点

1. 辨明受病脏腑与六郁的关系

郁证的发生主要为肝失疏泄，脾失健运，心失所养，应依据临床症状，辨明其受病脏腑侧重之差异。气郁、血郁、火郁主要关系于肝，食、湿、痰郁主要关系于脾，虚证则与心的关系最为密切。

2. 辨别证候虚实

气郁、血瘀、化火、食积、湿滞、痰结等属实，而心失所养、脾失健运、肝阳不足等属虚。

（二）治疗原则

《证治汇补·郁证》提出"郁证虽多，皆因气不周流，法当顺气为先"。故理气开郁、调畅气机、怡情易性是治疗郁病的基本原则。对于实证，首先应理气开郁，并需根据是否兼有血瘀、痰结、湿滞、食积等而分别采用活血、降火、祛痰、化湿、消食等法。虚证则应根据损及的脏腑及气血阴精亏虚的不同情况而补之，或养心安神，或补益心脾，或滋养肝肾。

郁病一般病程较长，用药不宜峻猛。在实证的治疗中，应注意理气而不耗气，活血而不破血，清热而不败胃，祛痰而不伤正；在虚证的治疗中，应注意补益心脾而不过燥，滋养肝肾而不过腻。

除药物治疗外，精神治疗对郁病有极为重要的作用。解除致病原因，使患者正确认识和对待自己的疾病，增强治愈疾病的信心，可以促进郁证好转、痊愈。

（三）证治分类

1. 肝气郁结

主症：精神抑郁，情绪低落，悲观厌世，沉默寡言，喜静恶声，心绪不宁或心烦易怒，胸部胀满，胁肋少腹胀痛，脘闷嗳气，食少纳呆，大便失调，妇人可见月经不调，痛经或经前乳房胀痛，舌苔薄白或薄腻，脉弦。

治法：疏肝理气，解郁和中。

方药：柴胡疏肝散加减：陈皮、柴胡、芍药、枳壳、香附、川芎各10g，炙甘草6g。

2. 气郁化火

主症：性情急躁，易怒，胸胁胀满疼痛，口苦咽干，心烦躁扰，坐卧不宁，夜不安寐，或头痛眩晕，耳鸣耳聋，大便秘结，小便黄赤，舌红苔黄，脉弦数。

治法：疏肝解郁，泻火安神。

方药：柴胡清肝汤加减：柴胡、当归，赤芍、川芎、连翘、牛蒡子、黄芩、天花粉、防风各10g，生地、栀子各12g，炙甘草6g。

3．血行郁滞

主症：面色晦暗，精神紧张，烦闷欲死，头痛如刺，目眩眼花，健忘，夜不能寐或多梦，记忆力减退，身体时有发热或低热，舌质紫暗或有淤点淤斑，脉多弦细而涩。

治法：理气解郁，活血化瘀。

方药：血府逐瘀汤加减：桃仁、红花、当归、赤芍、川芎、牛膝、生地、枳壳、柴胡、郁金各10g，桔梗、甘草各6g。

4．痰气郁结

主症：情绪低落，表情呆板，悲伤恐惧，胁肋胀痛，胸部闷塞，咽中梗阻如有炙脔，咳之不出，咽之不下，或见头目眩晕，舌苔白腻，脉沉弦滑。

治法：行气开郁，化痰散结。

方药：半夏厚朴汤加减：半夏、生姜、厚朴、瓜蒌、郁金、陈皮各10g，茯苓15g，苏叶、远志各6g，枣仁15g。

5．心脾两虚

主症：面色萎黄，多思善虑，神思恍惚，语声低怯，常悲伤欲哭，心悸怔忡，头昏头晕、失眠健忘，食欲不振，倦怠乏力，腹胀便溏或绵绵腹痛，妇女月经量少，色淡，或淋漓不尽，舌质淡嫩，苔薄白，脉细弱。

治法：健脾益气，补心安神。

方药：归脾汤加减：人参6g，黄芪、生枣仁、茯神、龙骨各15g，焦白术18g，当归、白芍、远志、郁金、麦芽、神曲各10g，龙眼肉24g。

6．肝肾阴虚

主症：面色潮红，两目红赤，头晕耳鸣，失眠多梦，目涩畏光，视物昏花，急躁易怒，头痛目胀，胸胁作痛，肢体麻木，手足蠕动，舌红少津，脉弦细数。

治法：滋阴清热，补益肝肾。

方药：杞菊地黄丸加味：生地、熟地、山药、枸杞、菊花各15g，山萸肉、泽泻、丹皮、佛手、郁金各10g。

五、其他疗法

1．单验方

（1）陈皮15g，甘松15g。水煎，每日1剂，煎2次，分2次服。适用于郁证。

（2）旋覆花10g，党参10g，法半夏10g，炙甘草10g，栀子仁10g，代赭石30g，大枣30g，生姜3片，酸枣仁10g。水煎，每日1剂，好转后改隔日1剂。适用于梅核气。

2．针灸治疗

（1）肝郁化火型：选穴肝俞、期门、支沟、阳陵泉、百会、风池、行间、侠溪、太冲、神门。

（2）肝肾阴虚型：选穴肝俞、期门、太冲、行间、侠溪、风池、肾俞、京门、太溪。

（3）心脾两虚：选穴心俞、巨阙、神门、内关、脾俞、章门、气海、中脘、三阴交、足三里、百合。如兼有痰象、痰火内扰可配丰隆、中脘穴；若有血瘀之象，可取膈俞、膻中、气海、血海。

3．推拿

以推法、按法（包括点法、压法）为主，取穴百会、身柱、至阳、命门、膻中、中脘、气海、心俞、肝俞、脾俞、肾俞、足三里、环跳、三阴交、太冲、涌泉。

4．饮食疗法

（1）莲子 30g，百合 30g，猪瘦肉 300g，葱、姜、食盐、料酒各适量。将猪肉洗净切成小块，莲子、百合洗净备用。将上述原料一同放入锅内，加适量清水，置文火上炖至肉烂，以葱、姜、盐、料酒调味，分 2 次服用。适用于郁证。

（2）胡桃仁 30g，白糖 30g。将胡桃仁捣碎，用糖开水冲服，每日 3 次。适用于郁证。

六、转归与预后

郁证的预后与病情轻重及病程长短有密切关系。若病情较轻，病程较短，治疗护理得当预后多良好。如郁证病情较重，且病程较长，则难获根治。另外，针对具体情况，解除情志致病的原因，对本病的预后有重要的作用。

本病如失治误治，复受强烈刺激，病情继续恶化，极易演变成癫狂或积聚。

七、预防与调护

1．预防

（1）调畅情志，避免情志波动，保持心情乐观，切忌暴怒、惊恐等刺激，以防七情郁结而致本病。

（2）适当锻炼，增强体质，劳逸结合，以气功、太极拳较宜。另外，适当参加文娱活动，对预防本病更为有益。

（3）饮食切忌暴饮暴食或过食肥甘，以防脾胃虚弱，气机郁滞而淡浊内生，导致郁证。

2．调护

（1）安排有规律的生活。

（2）督促患者进食，保证进食量。

（3）观察睡眠：睡眠的改善说明病情有所好转，对入睡困难或早醒者，改善病室及周围环境，并设法诱导入睡。

（4）建立良好的医患关系。

（5）加强文娱活动。

（6）预防患者自杀、自伤。

八、康复

1．行为疗法

适用于病情较重，病程较长病例。主要采取循序渐进，逐步鼓励患者恢复自信。

2．家庭疗法

用以改善患者的环境，取得家庭的支持，以利于患者康复。

第九节　黧黑斑

黧黑斑中医学又称面尘，是一种发于颜面的色素增生性皮肤病，早在《素问·至真要大论》中就有记载："燥淫所胜，民病面尘，身无膏泽"。后《医宗金鉴》中曰："此证一名黧黑斑，初起如尘垢，日久似某形，枯黯不泽，大小不一，小者如粟粒赤豆，大者似莲子、芡实，或长、或斜、或圆，与皮肤相平，由忧思抑郁，血弱不华，火热结滞而生面上，妇女多有之，宜以玉容散早晚治之……久久渐退而愈。戒忧思、劳伤，忌动火之物"。其对本病症因分析及治则，至今仍不失临床价值。

本病属于西医学黄褐斑之范畴，常见于 30 岁左右的已婚妇女，发病多与月经不调、妊娠、口服避孕药有关，但未婚妇女和男性也可见。

一、病因病机

（一）病因

肝郁、脾湿、肾虚为本病之因。

现代医学认为，本病主要与雌激素失调有关，日光照射及体内雌激素、黄体酮增加，促使表皮黑色素、细胞内黑色素增多，而使皮肤颜色变黑，色素沉着。因此，妊娠、月经不调、口服避孕药及慢性肝病，均可导致本病，而日光照射与精神因素则为其诱因。另外，少数患者继发于结核、甲亢、慢性乙醇中毒、胃肠道息肉及恶性肿瘤。

（二）病机

1. 病位

本病发生与肝、脾、肾脏密切相关。

2. 发病机制

气机不畅，气滞血瘀，颜面失于濡养为其致病之机制。

（1）肝郁内热：忧思恼怒，七情不舒，肝失疏泄条达，气机郁结，郁久化热，致气血瘀滞，不能上荣面肤，而发为黧黑斑。

（2）脾虚痰湿：饮食劳倦，脾阳不足，运化失司，水湿内停，湿邪凝滞，阻塞经络，气血瘀滞，不能濡润颜面而发为本病。

（3）肾阳虚衰：房劳伤肾，劳倦伤肾，或阴损及阳，或久病失养，致阳气虚衰，均使肾阳不足，阴寒内盛，气血失于温煦，瘀滞于颜面而致斑。

二、诊断与鉴别诊断

1. 诊断要点

（1）患者以妊娠期妇女、中年男子及肝病者居多。

（2）病变部位主要在前额、面颊、口鼻四周。

（3）淡褐色色素沉着，形态、大小很不一致，在妊娠期或肝病发展时，范围扩大；反之，分娩后或肝病好转，色素也会随之减淡，乃至消失。

2．鉴别诊断

（1）阿狄森病：在面、手、乳晕、外生殖器等处，以及口腔黏膜，均可见色素沉着，同时伴有体重减轻、食欲减退等症。

（2）黑变病：皮损为黑褐色斑片，深浅不一，好发于前额、耳后、颈侧，亦可发于前臂、手背、腋窝、脐部。初起局部发红，自觉瘙痒，以后逐渐变为点状蓝褐色，呈细网状。

三、辨证论治

（一）辨证要点

鳌黑斑常有肝郁、肝热及血瘀症状。肝郁气滞，肝失调达，郁久化热，灼伤阴血，使血液淤滞于颜面；或因肝病及脾，脾失健运，导致清阳不升，浊阴不降，痰湿内停，上熏于面；或因肝郁化热，灼伤肾阴，精不化血，血不养肝，则肝肾同病，血虚不荣而发为本病。

（二）治疗原则

舒肝理气，健脾化湿，温阳益肾，化瘀退斑。

（三）证治分类

1．肝郁内热

主症：多见于女性，同时伴有月经不调，烦躁不安，面部烘热，口干，舌红苔薄，脉弦细。

治则：舒肝清热，活血退斑。

方药：逍遥散加减：柴胡、青皮、川楝子、当归各 10g，茯苓、炒白芍、白术各 10g，红花、凌霄花各 10g，干地黄 15g。情绪抑郁加郁金、香附；胸闷、乳胀加白芍、枳壳；经行腹痛加延胡索、五灵脂。

2．脾虚痰湿

主症：鼻翼、前额、口周可见灰暗斑片，伴有气短乏力，脘腹胀闷。舌淡红微胖，苔薄黄微腻，脉微细或濡细。

治则：扶脾化湿，活血悦色。

方药：人参健脾丸加减：黄芪、党参、茯苓、白术、当归各 12g，红花、凌霄花、白附子，砂仁（后下）、升麻各 6g，山药、冬瓜皮各 30g，炙甘草 10g。加减法：脘腹胀闷加苍术，厚朴；经行后期加当归，鸡血藤；斑色深褐加莪术。

3．肾阳虚衰

主症：皮损为灰黑或淡褐色斑片，如蒙灰尘，伴有形寒肢冷，夜尿清频，男子遗精，女子不孕或月经不调，舌红苔少，脉沉细数。

治则：温阳养肾，化瘀退斑。

方药：肾气丸加减：制附子、山萸肉、仙灵脾各 10g，干地黄、茯苓、淮山药各 15g，菟丝子、巴戟天各 12g，红花、细辛、凌霄花各 6g。经行不畅加益母草、鸡血藤；精神抑郁加合欢花、夜交藤。伴有阴虚者加知母、黄柏。

四、其他疗法

1．单验方

（1）玉容散：每日早晚洗脸后蘸药涂擦患处。

（2）草茉莉花粉：每日 1～2 次外擦，或蜂蜜调后外敷。

（3）青柿子干粉加等量白凡士林调匀，临睡前涂患处，次晨洗去。

2. 针灸治疗

（1）体针：取脸部主穴，可根据色素沉着部位的不同，颧颊区取四白、颊车；前额区取上星、阳白；下颌取承浆，配与脏腑疾病相关的穴位或循经取穴。先针面部，次针耳部及肢体穴位，面部采用浅刺法，每日 1 次，25 日为 1 疗程。

（2）耳穴：取肝、肾、内分泌、缘中、内生殖器、耳中、皮质下等部位，贴香桂活血膏，内放白芥子 2 粒，隔日换 1 次。

3. 按摩

从头部、前额开始，沿鼻柱、眼周、面颊、口角、下颌、耳后均匀向上向外依次按摩，力度均匀。皮损区应重点按摩。采用抚按、揉捏、穴位点压、指发震颤、手法扣击等不同手法按摩，改善血液循环，松弛神经系统，提高面部肌肉弹性，减缓皮肤老化速度，加快色素斑的吸收和消散。

4. 饮食疗法

（1）莱菔子 10g 炒黄研磨，大米 80g，同加入锅中加水 300mL，煮熟后加红糖调服，早晚各 1 次。适用于肝郁型。

（2）田七片 30g，红糖 20g，水 3 碗，共煮沸 15g 分钟，每日分 2 次服。适用于血瘀型。

（3）柿叶 3～4g 泡茶，每日频饮，连用 3 个月。

五、转归与预后

某些患者可随分娩或肝病的好转而色素减退，或转淡。经积极准确地辨证施治，大多数患者可以好转，乃至痊愈。

六、预防与调护

1. 预防

调摄情志，保持心情开朗，少晒太阳。饮食宜清淡又富有营养，忌食辛辣厚味。

2. 调护

（1）忌用含有激素的外用药和口服避孕药。

（2）避免日晒，应养成出门就擦防晒霜及防晒油的习惯。

（3）适当口服维生素 C 和维生素 E 等抗氧化剂。

（4）洗脸时，水中加一勺食醋，用食醋水毛巾湿敷，每次 15～20 分钟

七、康复

中药面膜倒膜法：患者先用洗面奶清洁面部，用磨砂膏洗去污垢及死皮，用按摩膏按摩面部后，擦去按摩膏。用棉球将眼、眉及口遮盖保护。将白菊花、白芷、白蔹、白附子研成细末，取适量，用温水调成糊状，迅速敷盖整个面部，30 分钟后撕掉面膜，隔日 1 次。

参考文献

[1] 刘清泉. 实用中医急诊学[M]. 北京：中国中医药出版社，2020.

[2] 刘德培. 中医诊断学[M]. 北京：中国协和医科大学出版社，2020.

[3] 王少英. 临床中医诊疗精粹[M]. 北京：中国纺织出版社，2020.

[4] 朱文锋. 中医诊断学[M]. 北京：中国中医药出版社，2019.

[5] 衷敬柏. 实用中医膏方学[M]. 北京：科学技术文献出版社，2019.

[6] 黄山，何玲，张容超. 临床中医适宜技术[M]. 北京：中国中医药出版社，2019.

[7] 严灿，吴丽丽. 中医基础理论[M]. 北京：中国中医药出版社，2019.

[8] 李可大. 中医病理学[M]. 北京：中国中医药出版社，2019.

[9] 王承明. 中医内科学[M]. 北京：中国协和医科大学出版社，2019.

[10] 张伯礼，吴勉华，林子强. 中医内科学[M]. 北京：中国中医药出版社，2019.

[11] 周蓓. 中医药学基础[M]. 北京：中国医药科技出版社，2019.

[12] 郑世章. 中医内科疾病诊治思维[M]. 北京：科学技术文献出版社，2019.

[13] 孙京喜，刘汝安，韩明. 中医疾病综合诊疗常规[M]. 北京：中国纺织出版社，2019.

[14] 倪青，王祥生. 实用现代中医内科学[M]. 北京：中国科学技术出版社，2019.

[15] 刘玉臻. 临床中医综合诊疗与康复[M]. 北京：科学技术文献出版社，2019.

[16] 宋一同. 中医康复学[M]. 北京：中国纺织出版社，2018.

[17] 梁湛聪. 中医基础与临床[M]. 广州：中山大学出版社，2018.

[18] 魏修华. 中医诊断学[M]. 北京：中国中医药出版社，2018.

[19] 吕允涛，李青. 临床中医诊疗应用[M]. 北京：科学技术文献出版社，2018.

[20] 刘敬霞. 中医临床研究进展[M]. 北京：中国中医药出版社，2018.

[21] 杨关林，吕晓东，关雪峰. 实用中医传统疗法[M]. 北京：科学技术文献出版社，2017.

[22] 姜淑凤，周少林. 中医实用技术[M]. 北京：科学技术文献出版社，2017.

[23] 杨峰. 中医特色诊断与治疗[M]. 北京：中国中医药出版社，2017.

[24] 牛广斌. 中医基础理论[M]. 北京：中国医药科技出版社，2017.

[25] 吴勉华. 中医内科学[M]. 北京：中国中医药出版社，2017.

[26] 姜良铎. 中医急诊学[M]. 北京：中国中医药出版社，2017.

[27] 李灿东. 中医诊断学[M]. 北京：中国中医药出版社，2016.

[28] 王键. 中医基础理论[M]. 北京：中国中医药出版社，2016.

[29] 谈勇. 中医妇科学[M]. 北京：中国中医药出版社，2016.

[30] 杨旸. 实用中医诊疗手册[M]. 北京：人民军医出版社，2015.

[31] 肖子曾. 老年常见病中医养生保健手册[M]. 北京：人民军医出版社，2015.

[32] 李江. 中医药科研思路与方法[M]. 北京：中国中医药出版社，2017.

[33] 殷克敬. 乳腺病中医特色疗法[M]. 北京：中国科学技术出版社，2017.

[34] 新安，李济仁. 中医名家肿瘤证治精析[M]. 北京：中国科学技术出版社，2017.

[35] 魏玉香，杨葛亮. 常见脑病的中医治疗与康复[M]. 北京：中国中医药出版社，2017.